Inhalt

Franziska Schenk
Friedrich Bohlmann

»5 am Tag« – Schnell und gesund abnehmen mit Obst und Gemüse

Herausgegeben von der
Deutschen Gesellschaft für Ernährung

midena

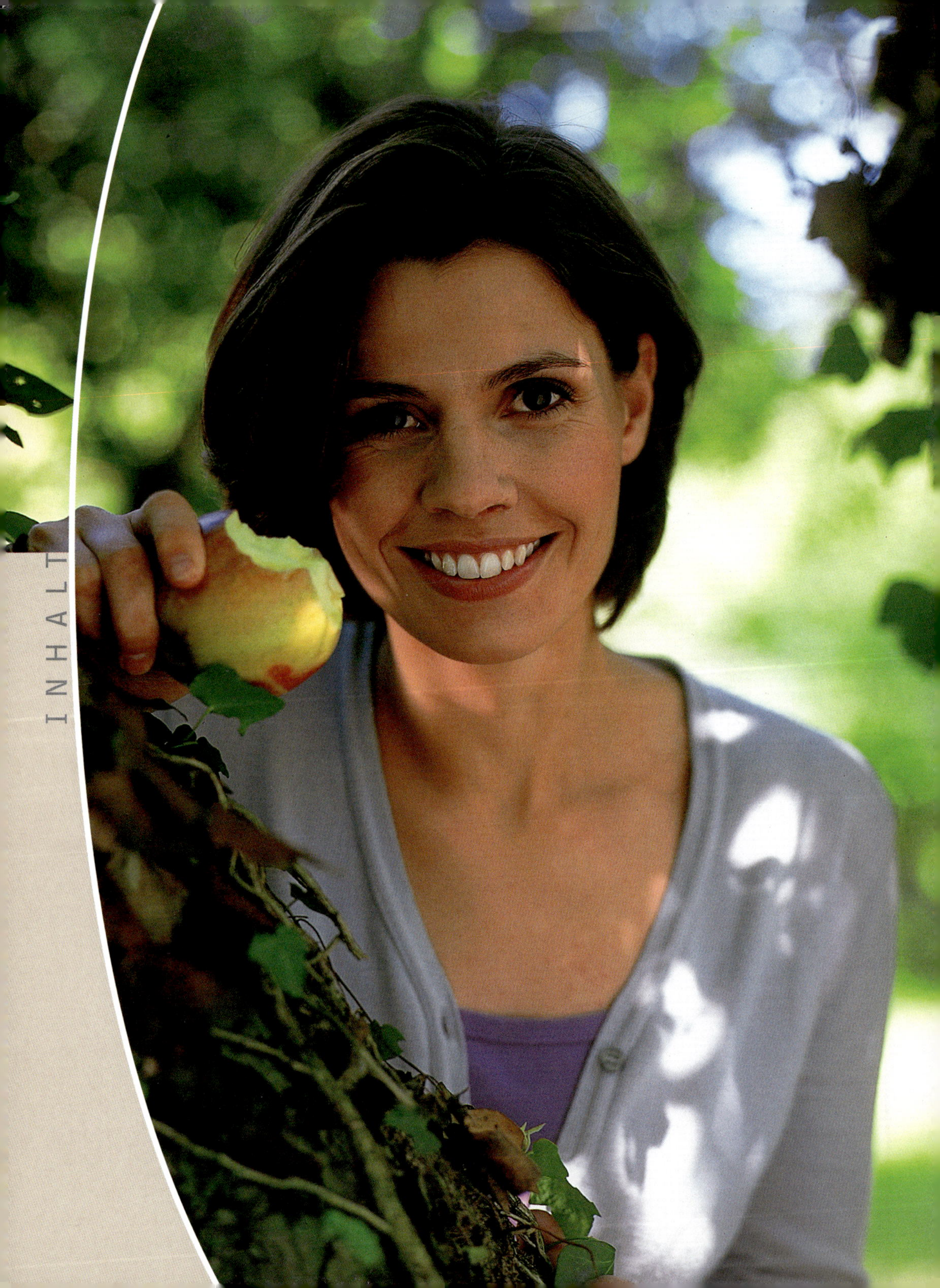

Das andere Abnehmbuch

Ganz ehrlich: Wenn ich mal Hunger bekommen sollte, dann halten es andere nicht lange mit mir aus. Ich werde richtig unleidlich und missgelaunt. Deshalb können Sie sicher sein: Wenn Sie nach der »5 am Tag«-Methode abnehmen, knurrt weder der Magen noch Ihr Partner.

»5 am Tag« contra Diätstress

Wenn ich sehe, dass sich Menschen wochenlang mit Essplänen und Tabellen herumschlagen, jede Kalorie einzeln zusammenzählen und dann eine Woche nach der Diät der Erfolg gleich Null ist, finde ich meine Methode besser: Nachdem ich mich vom Leistungssport verabschiedet hatte, stand ich vor dem Problem, dass mein Körper einige tausend (!) Kalorien pro Tag weniger brauchte. Wie sollte ich das in den Griff kriegen? Ich habe einfach auf meinen Körper gehört. Was mag ich essen, wonach steht mir der Appetit? So wurden die Fleischportionen immer geringer, und dafür esse jetzt ich viel Gemüse und Obst. Sicherlich fünfmal am Tag eine Portion. Deshalb bin ich so begeistert von der »5 am Tag«-Ernährung. Mit der einfachen Regel, sich jeden Tag mindestens fünfmal ein Stück Obst oder eine Portion Gemüse schmecken zu lassen – und wenn's schnell gehen muss, auch mal auf einen Obst- oder Gemüsesaft zurückzugreifen – bin ich immer gut gefahren. Denn auch in der größten Hektik bleibt Zeit für einen Apfel oder einen Orangensaft.

Auf den Körper hören

Klar bringe ich auch mal einige Gramm mehr auf die Waage, gerade im Winter, wenn der Dresdner Stollen schmeckt oder ich meine geliebten Thüringer Klöße mit Rotkohl und reichlich Sauce esse. Aber diese traditionellen Speisen haben ihre Zeit. Auch wenn sie noch so gut schmecken, immer könnte ich sie nicht genießen. Als Ausgleich treibe ich einfach etwas mehr Sport und esse ganz bewusst mehr

Gemüse und Obst. So erreiche ich auch ohne eine traditionelle Diät und ohne mich irgendwie einzuschränken oder auf Genuss zu verzichten schnell mein Wohlfühlgewicht. Ein Diättyp bin ich nämlich gar nicht. Dazu esse ich viel zu gerne, aber eben das Richtige.

Fünfmal am Tag Frische tanken

Besonders wichtig ist mir ein gutes Frühstück. Dafür stehe ich auch gerne eine halbe Stunde früher auf. Es macht einfach Spaß, ein leckeres Müsli mit Früchten zu essen, in Ruhe die Zeitung zu lesen und ohne Hetze den Tag zu beginnen. Ich muss satt aus dem Haus gehen. Dann kann auch schon mal das Mittagessen ausfallen, und ich bin viel weniger anfällig für all die kleinen Verführungen in Form von Schokolade, Käsebrötchen oder was sich sonst noch auf den Schreibtischen findet oder bei Konferenzen angeboten wird. Außerdem esse ich immer etwas Obst zwischendurch und wenn's klappt mittags gern mal ein leichtes Nudelgericht oder einen großen Salatteller. Um selbst am Herd zu brutzeln, ist meist nur abends Zeit. Doch ich mag nicht stundenlang in der Küche stehen. Auch Schnelles kann lecker und gut sein. Meine Aufläufe und Nudelgerichte werden immer gerne gegessen. Ich probiere oft Neues aus, koche gerne Fisch und liebe die unterschiedlichen Küchen Asiens. Natürlich darf es auch mal das Fertiggemüse aus der Tiefkühltruhe sein, das zusammen mit Nudeln super schmeckt. Selbst wenn ich den Anspruch habe, meinem Körper beim Essen etwas Gutes zu tun, muss es deshalb noch lange nicht teuer, edel oder kompliziert sein.
Nun wünsche ich Ihnen, dass Sie genauso viel Spaß am leichten Essen und Abnehmen nach dem »5 am Tag«-Prinzip haben wie ich. Viel Erfolg und guten Appetit!

Ihre

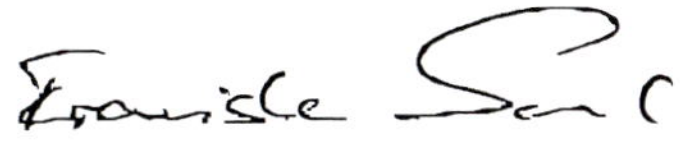

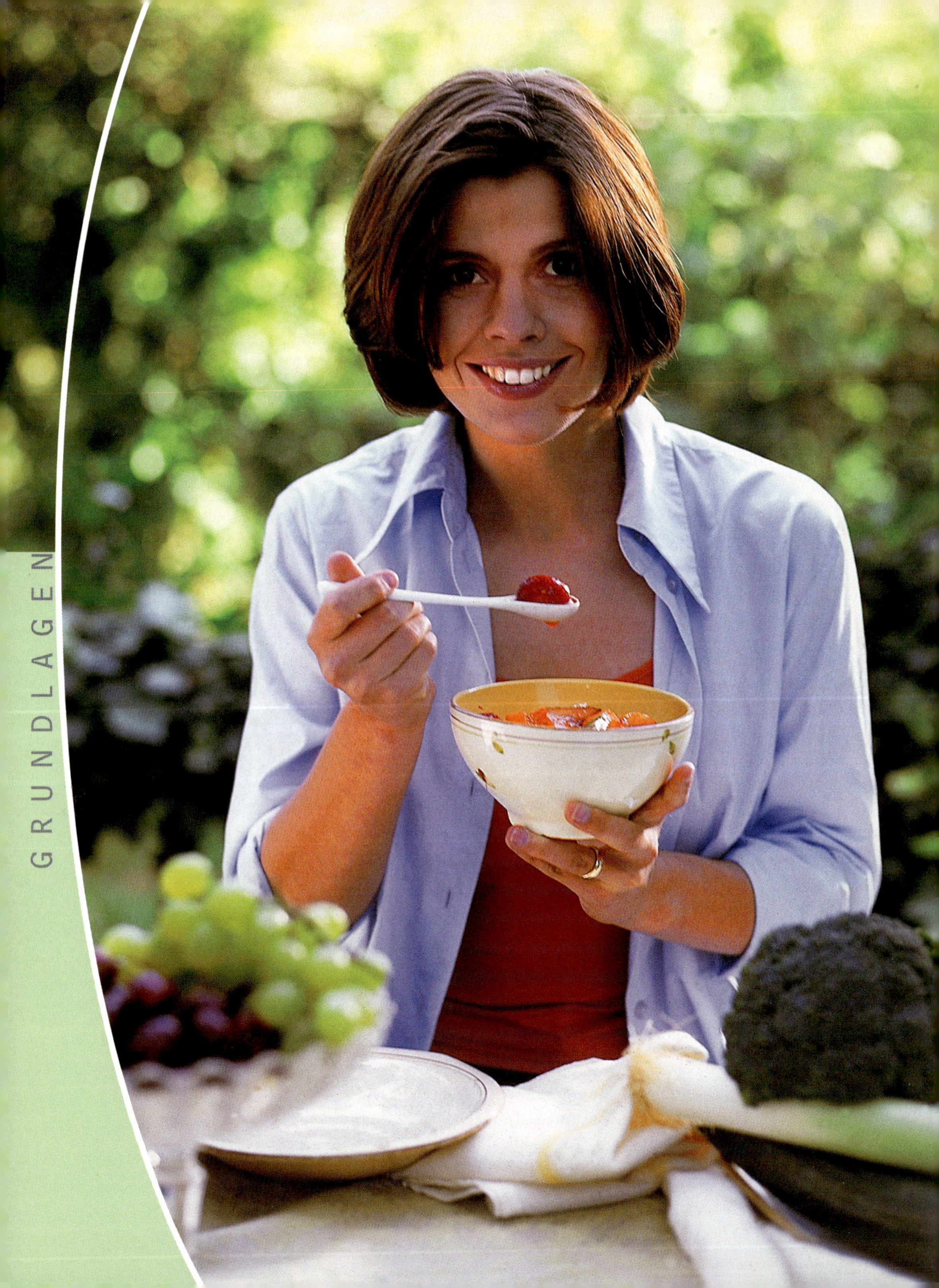

Die »5 am Tag«-Fitness-Ernährung

Fünfmal am Tag eine Portion Obst und Gemüse: Das gibt dem Körper Power pur. Wer sich täglich viele Früchte und reichlich Gemüse gönnt, lebt gesünder und besser. Denn er isst weniger fett, dafür aber vitaminreicher. Damit werden quälende Kilos abgebaut und die Lust am Leben steigt. Jeder kann es ganz einfach ausprobieren: Essen Sie fünfmal täglich Obst und Gemüse und Sie werden feststellen, wieviel mehr Energie, Kraft und Nervenstärke Sie gewinnen.

Warum »5 am Tag«?

Mediziner und Ernährungswissenschaftler sind sich einig: Wer pro Tag fünf Portionen oder mindestens 500 bis 600 Gramm Obst und Gemüse isst, der verringert die Gefahr, an Krebs zu erkranken. Daneben verhelfen knackiges Grünzeug und saftige Früchte auf dem Speiseplan auch zu einem kräftigeren Herzen und jüngeren Gefäßen. Sie verringern das Risiko von Gicht, Bluthochdruck, Diabetes und anderen Zivilisationskrankheiten. Verantwortlich dafür sind die vielen Vitamine und Mineralien sowie unzählige bioaktive Substanzen, die uns die Pflanzen vom Apfel bis zur Zucchini liefern. Wer davon fünf Portionen pro Tag isst, stellt sicher, dass sich die fetten und allzu süßen Lebensmittel auf dem Teller nicht so breit machen und in der Ernährung nur noch ein kleine Rolle spielen. Deshalb profitiert von der »5 am Tag«-Ernährung zuallererst die schlanke Linie. Weniger Fett und mehr Vitamine und Mineralien, das macht fit und aktiv. Und wer sich mehr bewegt, baut Muskeln auf und Fett ab. Ganz ohne Hungern, einseitige Diätpläne, Jo-Jo-Effekt, teure Medikamente oder umständliches Kochen nach strengen Regeln.

Mehr Obst und Gemüse – mehr Gesundheit

Eine bislang einmalige Langzeituntersuchung zeigt beispielhaft, was auch Sie mit einer obst- und gemüsereichen Ernährung erreichen können. 17 Jahre lang wurden in Japan mehr als eine viertel Million Menschen untersucht und ihre Ernährung, ihre Krankheiten und auch mögliche Sterbefälle genau dokumentiert. Das Erstaunliche: Wer täglich viel Gemüse und Obst aß, lebte 5 bis 15 Jahre länger. Selbst starke Raucher, die Alkohol tranken und viel Fleisch aßen, profitierten von Spinat, Lauch, Brokkoli, Möhren und Co.: Sie konnten damit ihre Lebenserwartung um fünf zusätzliche Jahre steigern. Bei wenig Fleisch und Alkohol und dem Verzicht auf Zigaretten, dafür aber reichlichem Gemüsegenuss ließ es sich im Schnitt sogar um 15 Jahre länger und gesünder leben. Gleichzeitig sank das Risiko, an einer Herzerkrankung zu sterben, um 54 Prozent, und das Krebsrisiko ging um ganze 60 Prozent zurück.

Kritiker mögen fragen, ob diese erstaunlichen Ergebnisse aus Japan auf Deutschland übertragbar sind. Sie sind es! Denn auch in Europa konnten Wissenschaftler zeigen, dass sich der tägliche Griff zum Obstkorb lohnt: Wer sich jeden Tag Äpfel, Birnen, Beeren, Kiwis oder Melonen schmecken lässt, hat ein um 24 Prozent geringeres Risiko, an einer Herzerkrankung zu sterben.
Ähnliches konnten auch die Experten der Weltgesundheitsorganisation (WHO) feststellen. Sie zählten getrennt nach Nationen die Jahre zusammen, die jeder Mensch im Schnitt gesund und ohne Beschwerden lebt. Japan, Australien und die Mittelmeerländer teilen sich bei dieser WHO-Studie die ersten Plätze. In Japan und Australien sorgt vermutlich die geringe Zahl der Raucher für dies gute Ergebnis. Die Bewohner des Mittelmeerraumes können sich hingegen vor allem aufgrund ihres reichlichen Gemüse- und Obstverzehrs über viele gesunde Jahre freuen. Sie essen etwa die doppelte Menge an Gemüse und Obst wie ein Deutscher. Kein Wunder, dass Deutschland in der WHO-Gesundheitsstatistik erst auf Platz 22 landet.

»5 am Tag« – so funktioniert es

Genau so einfach, wie es klingt, ist es auch: Sie essen fünf Portionen Gemüse und Obst täglich, das sind etwa 600 Gramm. Doch Sie brauchen nicht mal eine Waage. Es reicht die grobe Faustformel, jeden Tag fünfmal eine Hand voll Gemüse und Früchte zu essen. So können sogar schon Kinder das einfache »5 am Tag«-Prinzip begreifen. Wie ein optimaler Tagesplan aussieht, zeigt Ihnen der Überblick:

Jeden Tag jeweils eine Portion ....

- frisches Obst (etwa 125 g), zum Beispiel zum Frühstück, im Müsli oder zwischendurch
- gekochtes oder frisches Obst (etwa 125 g), zum Beispiel als Dessert
- rohes Gemüse (etwa 100 g) als Salat, mittags als Vorspeise, zwischendurch oder auch abends
- gekochtes Gemüse (etwa 200 g) mittags oder abends
- rohes Gemüse (etwa 100 g) als Brotbelag, als knackiger Snack oder als Salatimbiss zwischendurch
- Gemüse- oder Obstsaft (200 ml) statt einer der übrigen Gemüse- oder Obstportionen

Knackige Kraftpakete

Was in Obst und Gemüse alles steckt, zeigt Ihnen im Überblick die große Vitalstofftabelle auf den Seiten 20 und 21. Doch damit Sie genauer über die vielen Vorzüge der Früchte und Gemüsesorten Bescheid wissen, hier ein kleiner Einblick in die faszinierende Welt der Vitamine, Mineralien und bioaktiven Pflanzenstoffe.

Schutz-Vitamine

Der Mensch benötigt zum Leben 13 Vitamine. Fast alle diese Vitamine bieten uns Obst und Gemüse. Ihre besondere Stärke liegt auf dem Gebiet der schützenden Vitamine. Sie halten die Gefäße und das Herz jung, verhindern allzu frühe Fältchen, beugen Krebs vor, straffen das Bindegewebe und erneuern die Haut. Diese Schutz-Vitamine sorgen für ein längeres und gesünderes Leben. Und genau von diesen Vitaminen bieten Obst und Gemüse besonders viel. Deshalb sind die beiden folgenden Abschnitte auf den nächsten Seiten auch speziell diesen Vitaminen gewidmet.

Radikalfänger und Jungbrunnen

Beta-Karotin und Vitamin C könnte man auch die »Frucht-Gemüse-Vitamine« nennen. Denn wir nehmen sie fast ausschließlich über pflanzliche Lebensmittel auf. Mit Vitamin E bilden sie eine schlagkräftige Dreiergruppe, die gegen die so genannten freien Radikale vorgeht. Diese hochaggressiven freien Radikale entstehen zwar ganz natürlich im Körper, allerdings vermehrt durch Zigarettenrauch, Alkohol, die UV-Strahlung der Sonne, bestimmte Medikamente und auch durch Smog und Stress. Sie schädigen die Körperzellen und werden unter anderem für Volkskrankheiten wie Krebs, Arteriosklerose und Gicht, aber auch für Alterserscheinungen wie Falten und braune Alterspigmente auf der Haut verantwortlich gemacht. Doch die drei Schutz-Vitamine Beta-Karotin, C und E können die freien Radikale in Schach halten.

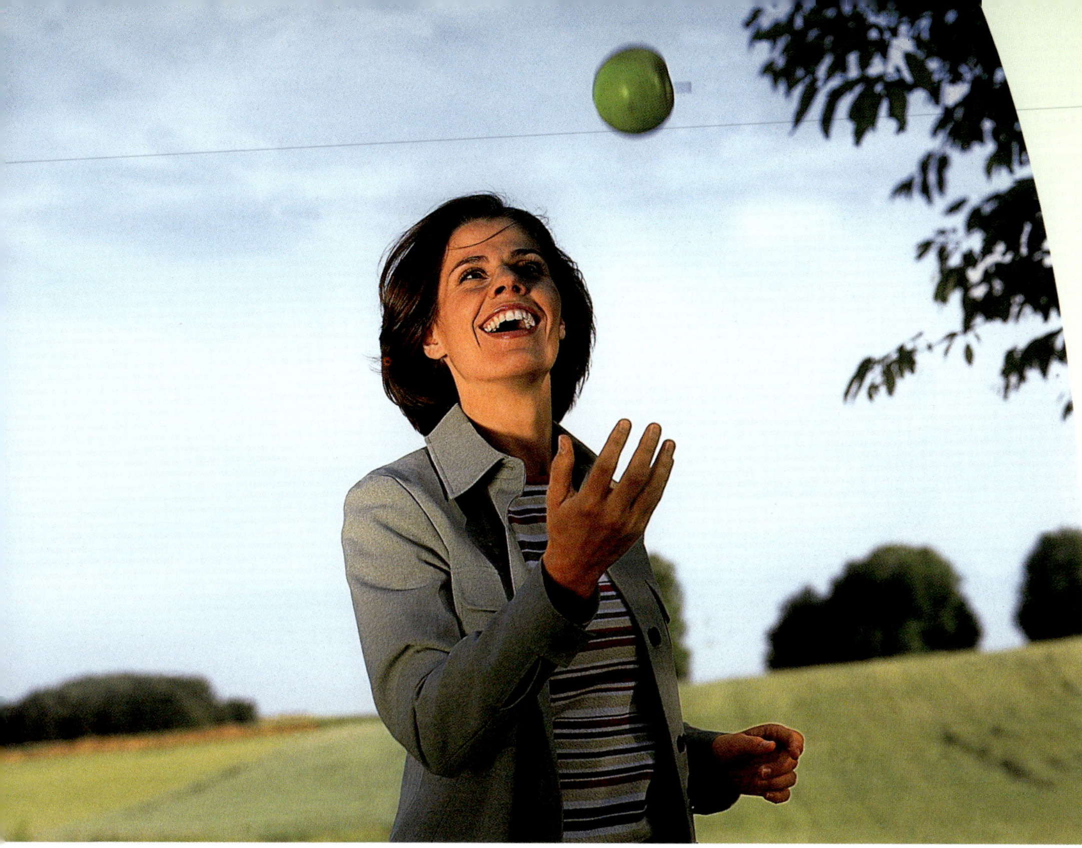

Ich esse für mein Leben gern Gemüse und Obst. Damit bin ich fitter und aktiver und fühle mich um Jahre jünger!

Vom Vitamin E finden sich beachtliche Mengen in Paprika, Schwarzwurzeln, Spargel und Wirsingkohl. Allerdings nehmen wir dieses Schutzvitamin vor allem über Salatöle auf. Daher sollten Sie auch beim Abnehmen nicht auf ein wertvolles, in der Regel kaltgepresstes Öl verzichten. Sehr viel Vitamin E enthalten Maiskeim-, Raps-, Sonnenblumen- und Walnussöl.

Das empfehle ich Ihnen

Sie können Beta-Karotin optimal ausnutzen, wenn Sie Gemüse kurz dünsten. Dabei brechen die harten Zellwände auf, und das darin liegende Beta-Karotin wird freigegeben, so dass es der Körper gut verwerten kann. Doch auch Rohkost hat ihren Wert, weil hitzeempfindliche Vitamine das Kochen nur zum Teil überstehen und daher vor allem im rohen Gemüse und Obst enthalten sind.

Ernährung für ein gesundes Herz

Die neusten Erkenntnisse zeigen, dass einzelne Vitamine auch ein schädliches Abbauprodukt des Stoffwechsels, das Homocystein, abbauen können. Dabei handelt es sich aber nicht um so genannte »Schlacken«, wie sie immer wieder im Darm vermutet werden, denn dort gibt es keine Schlacken. Wohl aber produziert der Körper Produkte, die zu Problemen führen können. Dazu gehören Cholesterin, Harnsäure und eben auch das bislang wenig beachtete Homocystein. Kann der Körper dieses Homocystein nicht abbauen, dann schadet es ähnlich wie Cholesterin Gefäßen und Herz. Doch die Vitamine B_6, B_{12} und Folsäure dienen als »Müllmänner« des Homocysteins. Sie bauen es ab und beugen damit einem Herzinfarkt vor.

Die Folsäure zählt leider zu den Mangelvitaminen. Ein Defizit löst vermutlich das Anwachsen des Homocysteins aus. Dabei könnte Gemüse mit recht hohen Folsäuregehalten schnell einen Mangel ausgleichen. Doch leider verträgt die Folsäure keine hohen Temperaturen. Das macht Salate und jede Menge Rohkost in der »5 am Tag«-Ernährung so wichtig.

Ein Vitamin-B_6-Defizit stellt man relativ selten fest, auch hier versorgen uns Gemüse und Obstsorten neben Fleisch und Getreide sehr gut. Genauso selten ist ein Vitamin-B_{12}-Mangel, außer bei Veganern. Denn Gemüse und Obst liefern – bis auf wenige Ausnahmen – keinerlei Vitamin B_{12}.

Das empfehle ich Ihnen

Verzichten Sie auch bei »5 am Tag« nie auf Milch, Milchprodukte oder Fisch und Fleisch. Denn sonst droht Ihnen ein Mangel an dem Vitamin B_{12}. Mit diesem Blutbildner, der auch beim Homocysteinabbau hilft, können Obst und Gemüse so gut wie gar nicht dienen. Einzig Sauerkraut hat geringe Mengen an Vitamin B_{12} zu bieten.

Fitmacher-Mineralstoffe

Gemüse und Obst glänzen nicht nur mit vielen Vitaminen, sondern stehen auch aufgrund ihrer lebenswichtigen Mineralstoffe im Zentrum unserer Ernährung. Der Körper braucht Mineralstoffe, um unter anderem Knochen aufzubauen, Muskeln anzuregen, Nervenimpulse weiterzuleiten und die Zellen mit Sauerstoff zu versorgen. Nur mit Hilfe der Mineralstoffe können wir denken, uns bewegen, Energie erzeugen und unseren Flüssigkeitshaushalt in Balance halten. Oder einfach gesagt: Nur mit Mineralstoffen sind wir fit.

Kalium beispielsweise trägt dazu bei, dass der Körper genügend Wasser in seinen Zellen halten kann, sich aber trotzdem kein Wasser im Körper staut. Wer also über dicke Beine klagt, sollte mehr Gemüse und Obst essen, denn dies sind nach Brot und Getreide die besten Kaliumlieferanten.

Ein wichtiger Baustoff für das Knochensystem ist Kalzium. In erster Linie sind dafür Milch und Milchprodukte zuständig. Doch danach rangiert Gemüse als zweitbeste Quelle. Gerade für Menschen, die keine oder nur wenige Milchprodukte vertragen, lohnt sich der Blick in die Tabelle auf den Seiten 20 und 21. Dort finden Sie die besten Kalziumquellen aus dem Garten.

Nerven und Muskeln brauchen Magnesium, um Signale weiterzuleiten. Ein Magnesiummangel führt schnell zu Muskelkrämpfen. Wer häufiger darunter leidet, kann auch mit mehr Gemüse und Obst dieses Defizit beheben. Besonders Freizeitsportler und Stressgeplagte benötigen eine Extraportion Magnesium, weil mit dem Schweiß und einem hohen Stresshormonpegel der Körper seine Magnesiumvorräte rasch abbaut.

Neben Kalium, Kalzium und Magnesium zählt auch Eisen zu den wichtigen Mineralstoffen. Der Körper braucht das Eisen für den Sauerstoff-Transport im Blut. Zwar enthält Spinat viel Eisen, doch das ist nur die halbe Wahrheit: Im Spinat verbirgt sich auch Oxalsäure, die das Eisen bindet. Unterm Strich bleibt dann vom Eisen im Spinat weniger übrig, weil es zum Teil mit der Oxalsäure ausgeschieden wird. Ohnehin nutzt der Körper das Eisen aus Pflanzen schlechter aus. Ein winziger Unterschied zwischem dem pflanzlichen und tierischem Eisen hat im Darm schwerwiegende Folgen: Hier wird das pflanzliche Eisen nur etwa halb so gut verwertet.

Das empfehle ich Ihnen

Vitamin C hilft dem Körper, das pflanzliche Eisen besser auszunutzen. Daher eisenreiche Lebensmittel wie Fenchel mit Vitamin-C-reichen Lebensmitteln wie Paprika oder Kiwi kombinieren.

GRUNDLAGEN

Pflanzenstoffe als Krankheitsschutz

Neben Vitaminen und Mineralien bieten Pflanzen noch eine weitaus größere Klasse von Schutzstoffen. Dies sind wahre Allround-Helfer, wenn es darum geht, den Cholesterinspiegel auszubalancieren, den Blutdruck zu senken oder krebserregenden freien Radikalen vorzubeugen. Diese reaktionsfähigen Substanzen werden vom körpereigenen Immunsystem zur Verteidigung gegen Keime und Viren gebildet, entstehen aber auch durch UV-Strahlung, Nikotin oder bestimmte Medikamente und werden dann zur Gesundheitsgefahr, denn sie sind zum Beispiel für Arteriosklerose und Krebs mit verantwortlich. Neben den Vitaminen puffern bioaktive Substanzen freie Radikale ab. Hier die wichtigsten Infos zu den fünf Gruppen dieser bioaktiven Substanzen, die vor allem in Gemüse und Obst enthalten sind.

Karotinoide: der farbige Schutzwall

Das Beta-Karotin aus Möhren und Aprikosen ist als Vorstufe des Vitamin A schon lange bekannt. Mittlerweile weiß man, dass Beta-Karotin wie alle übrigen Karotinoide auch freie Radikale abblocken und damit einen Schutzwall gegen Krebs und Herz-Kreislauf-Erkrankungen aufbauen kann. Sie tun gut daran, bei der Auswahl von Gemüse und Obst auf ein kräftige Farbe zu achten, denn die Karotinoide sind die Farbstoffe vieler Pflanzen: je kräftiger der Orangeton der Möhre und je dunkler das Rot der Tomate, desto höher der Gehalt an hilfreichen Schutz-Karotinoiden.

Das empfehle ich Ihnen

Karotinoide, die vor allem in grünem Gemüse wie Brokkoli, Spinat, Kopfsalat oder Erbsen vorkommen, sind meist hitzeempfindlich. Damit sie nicht zerstört werden, sollte grünes Gemüse besonders schonend gegart werden und nach Möglichkeit auch als Rohkost auf den Tisch kommen.

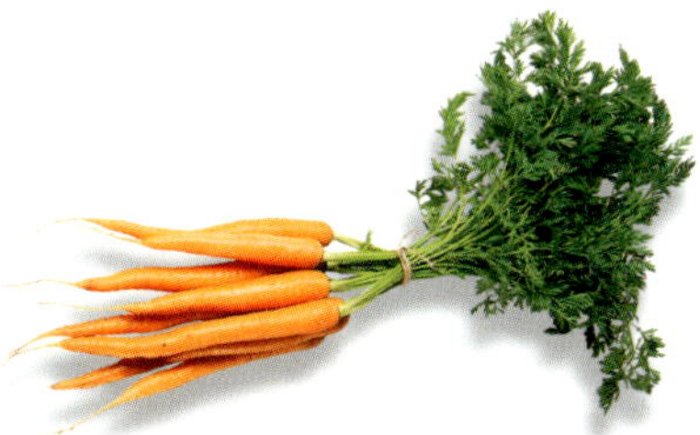

Polyphenole: die bunte Einsatztruppe

Die zweite große Gruppe der sekundären Pflanzenstoffe besteht aus so genannten Polyphenolen. Bunt ist diese Gruppe deshalb, weil sie – ähnlich den Karotinoiden – Pflanzenfarbstoffe enthält, daneben aber auch Gerb- und Aromastoffe. Bei den Polyphenolen sind hier vor allem die Flavonoide erwähnenswert:
Die Flavonoide, in aller Regel farbige Polyphenole, finden sich ganz besonders oft im Gemüse und Obst. Sie stoppen freie Radikale. Und einige wirken wie ein natürliches, wenn auch sehr schwaches Antibiotikum gegen Bakterien und können sogar Viren töten. Damit beugen manche Flavonoide Entzündungen vor.

Das empfehle ich Ihnen

Viele Polyphenole finden sich besonders in den Schalen oder direkt darunter. Schälen Sie daher Äpfel und Birnen nur ausnahmsweise. Auch Tomaten und Paprika müssen in der Regel nicht gehäutet werden, auch wenn viele Kochbücher dies vorsehen.

Glucosinolate: Gesundes aus dem Kohl

Wer kennt ihn nicht, den typischen Kohlgeruch. Das Aroma mag nicht jeder, doch es weist auf wertvolle Inhaltsstoffe, die Glucosinolate, hin. Sie töten Bakterien, beschleunigen Entgiftungsprozesse und können Krebs vorbeugen. Wie ihr scharfer Geruch und Geschmack schon vermuten lässt, versorgen uns auch Radieschen, Rettich, Meerrettich und Kresse mit diesen Schadstoffkillern.

Das empfehle ich Ihnen

Genießen Sie den scharfen Geschmack von Kohlrabi und Brokkoli auch mal roh als kleine Brokkoliröschen und schmale Kohlrabistifte mit einem Joghurtdip. Denn beim Kochen bauen sich viele Glucosinolate ab. Zum Glück essen wir Rettich, Radieschen und auch Kresse ohnehin als Rohkost.

Sulfide: scharfe Bakterienkiller

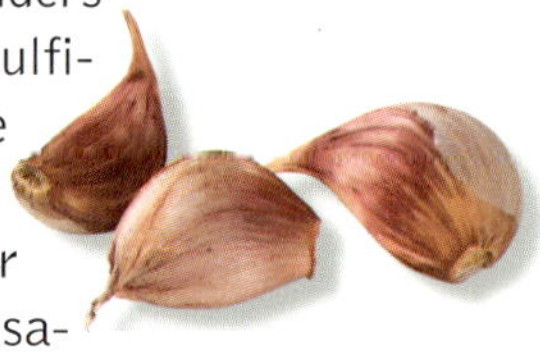

Zwiebeln, Schalotten, Lauch und ganz besonders Knoblauch enthalten Schwefelverbindungen (Sulfide). Diese lassen Augen tränen und empfindliche Nasen zurückschrecken. Doch sie attackieren auch viele Bakterien und Viren. Deshalb war Knoblauch vor der Entdeckung der stark wirksamen Antibiotika eine bewährte Medizin gegen Infektionen. Seine Inhaltstoffe bieten einer Arterienverkalkung Paroli, denn sie senken einen erhöhten Cholesterinspiegel und verbessern den Blutdruck.

Das empfehle ich Ihnen

Die heilkräftigen Schwefelverbindungen bilden sich erst nach dem Schneiden und Zerkleinern von Zwiebeln und Knoblauch. Lassen Sie deshalb die kleingehackten Zwiebeln oder Knoblauchzehen einige Minuten liegen, bevor Sie sie dünsten oder kochen, denn die Hitze stoppt die knolleneigene Produktion der Schwefel-Heilstoffe.

Terpene: nicht nur für die Nase ein Genuss

Terpene sind die Appetitmacher unter den sekundären Pflanzenstoffen. Sie geben den Kräutern, Früchten und Gewürzen Geschmack. Die Terpene lassen den Speichel fließen und regen auch im Darm die Enzymproduktion an, sodass Blähungen und Verdauungsprobleme ausbleiben. Doch damit nicht genug: Die Aromastoffe zeigten sich in Tierversuchen sogar als Anti-Krebs-Mittel. Verwöhnen Sie daher Ihr Abwehrsystem mit dem Menthol der Pfefferminze, dem Limonen aus Zitrusfrüchten oder auch dem Geraniol aus Aprikosen, Himbeeren und Weintrauben.

Das empfehle ich Ihnen

Vorgehackte oder getrocknete Kräuter verlieren die leicht verdampfenden Terpene recht schnell. Nehmen Sie sich daher die Zeit und hacken Sie Ihre Kräuter kurz vor dem Essen selbst. Dann werden Sie nicht nur mit mehr Aroma belohnt, sondern auch mit der vollen Heilkraft der Kräuter.

Ballaststoffe machen es dem Darm leicht

Auch wenn die Ballaststoffe von den menschlichen Verdauungsenzymen nicht zu knacken sind und daher früher als reiner Ballast für den Körper angesehen wurden, weiß man schon lange um ihre Bedeutung. Sie quellen im Darm auf, binden gefährliche Schadstoffe, bringen die Verdauung in Schwung und können sogar den Cholesterinspiegel senken.

Auch wenn der Mensch selbst die Ballaststoffe nicht als Nährstoffquelle nutzen kann, so sind sie doch bei den vielen Milliarden Bakterien in der Darmflora als Nahrung sehr beliebt. Deshalb fördert eine ballaststoffreiche Ernährung das Wachstum der kleinen Helfer im Darm, die das Immunsystem im Kampf gegen Krankheitserreger unterstützen, Anti-Krebsstoffe bilden und dafür sorgen, dass Darmzellen nicht zu Krebszellen entarten.

Außerdem sind Ballaststoffe Schlankmacher, da sie die Hungerattacke gleich an zwei Fronten stoppen. Zum einen quellen Ballaststoffe im Magen auf und setzen damit Sättigungssignale frei. Zum anderen verlangsamen sie nach einer Mahlzeit den Anstieg des Blutzuckerspiegels. Der Blutzucker erhöht sich weniger rasant, bleibt dafür aber länger oben. Dieser konstante Blutzuckerpegel signalisiert dem Gehirn, dass genügend Nahrung aufgenommen wurde.

Zwei gute Gründe, beim Abnehmen auf Ballaststoffe zu achten. Was viele nicht vermuten: Die meisten Ballaststoffe stammen aus Obst und Gemüse. Über Getreide nehmen wir im Schnitt etwa halb so viel Ballaststoffe auf wie über Beeren, Kartoffeln, Äpfel, Möhren und all die übrigen Gemüse- und Obstsorten. Am einfachsten gelingt es natürlich mit einer Kombination aus reichlich Gemüse und Obst plus Vollkornprodukten, um die empfohlene Ballaststoffmenge von immerhin 30 Gramm täglich zu erreichen. Damit können Sie die Verdauung besser in Schwung und die Linie leichter in Form bringen.

Das empfehle ich Ihnen

Weil Ballaststoffe von den Verdauungsenzymen im Darm nicht aufgespalten werden, können viele Menschen ballaststoffreiche Gemüse- und Obstsorten sowie Getreideprodukte schlecht vertragen. Essen Sie ballaststoffreiche Lebensmittel vor allem morgens und mittags und weniger abends, wenn der Darm langsamer arbeitet.

Die wichtigsten Inhaltsstoffe in Obst und Gemüse

Vitamine/ Mineralstoffe	besondere Wirkungen	Tagesbedarf *	gute Lieferanten
Beta-Karotin	schützt vor freien Radikalen, erneuert die Haut	2–4 mg	Chicorée, Feldsalat, Grünkohl, Honigmelone, Möhren, Kürbis, Mangold, Spinat, Wirsing
Vitamin C	schützt vor freien Radikalen, stärkt die Abwehr, baut Bindegewebe auf	100 mg	Brokkoli, Fenchel, Grünkohl, schwarze Johannisbeeren, Kiwis, Papaya, Paprika, Rosenkohl
Vitamin E	schützt vor freien Radikalen	12–14 mg	Fenchel, Paprika, Schwarzwurzeln, Spargel, Wirsing
Folsäure	fördert die Zellbildung	400 µg	grüne Erbsen, Grünkohl, Rosenkohl
Kalium	wichtig für den Flüssigkeitshaushalt	2000 mg	Avocado, Feldsalat, Fenchel, Grünkohl, Kartoffeln, Pastinaken, Spinat, Topinambur
Kalzium	wichtig für den Knochenaufbau und die Nerventätigkeit	1000 mg	Brokkoli, Fenchel, Grünkohl
Magnesium	lässt die Muskeln arbeiten	300–350 mg	Fenchel, Kohlrabi, Papaya, Portulak
Eisen	transportiert den Sauerstoff im Blut, stärkt die Abwehr	10–15 mg	Brokkoli, Feldsalat, Fenchel, Schwarzwurzeln

bioaktive Substanzen	besondere Wirkungen	Tagesbedarf *	gute Lieferanten
Karotinoide	schützen vor freien Radikalen	–	Aprikosen, Brokkoli, Feldsalat, Grapefruits, Grünkohl, Kirschen, Kürbis, Möhren, Nektarinen, Papayas, Paprika, Spinat, Tomaten, Wirsing
Flavonoide	schützen vor freien Radikalen und Krankheitskeimen	–	Äpfel, Apfelsinen, Brokkoli, Brombeeren, Endivien, Erdbeeren, Grünkohl, Himbeeren, schwarze Johannisbeeren, Lauch, rote Weintrauben, Zwiebeln
Glucosinolate	schützen vor freien Radikalen und Krankheitskeimen	–	Blumenkohl, Brokkoli, Kohlrabi, Radieschen, Rettich, Rosenkohl, Rotkohl
Sulfide	schützen vor Infektionen, senken den Cholesterinspiegel	–	Knoblauch, Zwiebeln
Terpene	beugen vermutlich Krebs vor	–	Gewürze, Kräuter, Zitrusfrüchte
Ballaststoffe	fördern die Verdauung, beugen Darmkrebs vor, dämpfen den Appetit	30 g	Brokkoli, Brombeeren, Fenchel, Heidelbeeren, Himbeeren, Johannisbeeren, Kiwi, Knollensellerie, Rosenkohl, Weißkohl

* Angaben der Deutschen Gesellschaft für Ernährung für Erwachsene (25–50 Jahre)
–: es liegen keine Angaben vor

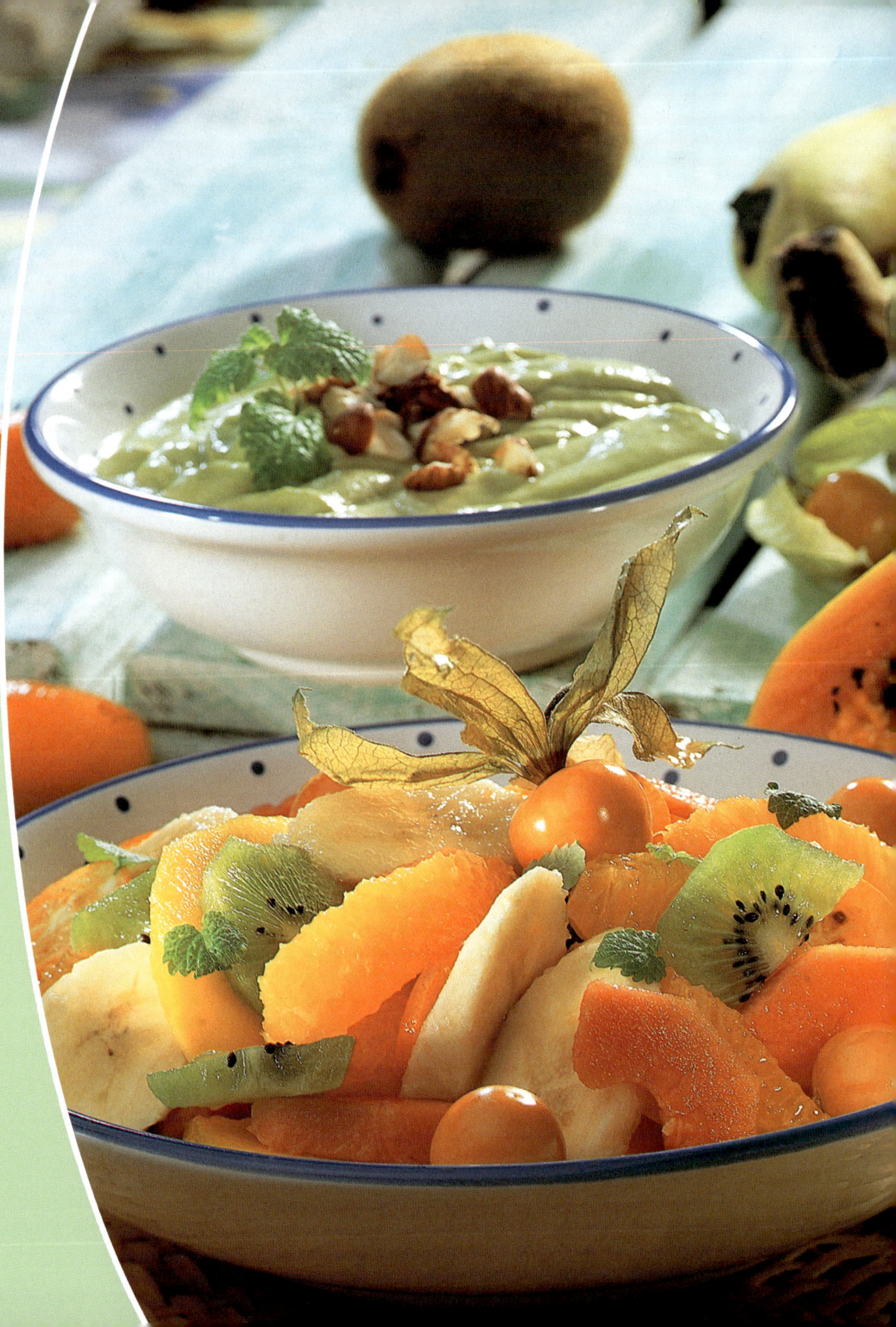

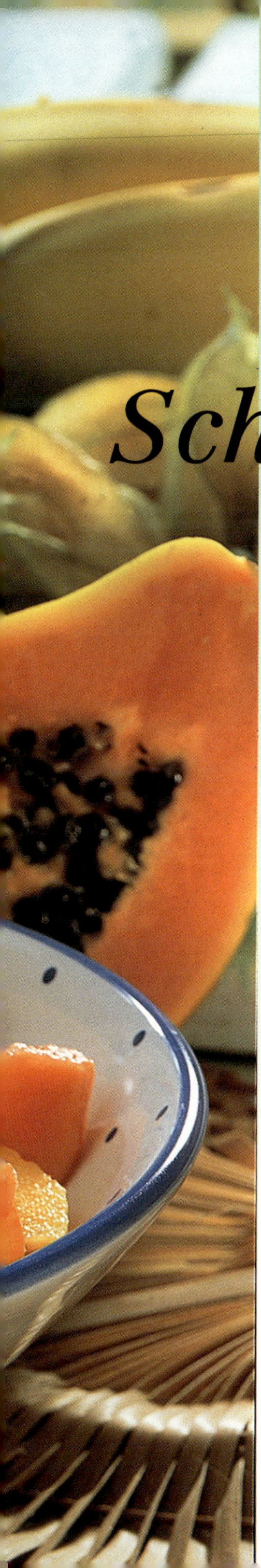

Schlank und fit mit »5 am Tag«

Werden Sie ohne jeden Diät-Stress schlank mit einer Ernährung, die gesund ist, fit hält und munter macht. Wenige Leitsätze helfen Ihnen, sich die einfachen Regeln der »5 am Tag«-Fitness-Diät gut zu merken und möglichst nie mehr zu vergessen. Sie reichen vollkommen aus, um einen Jo-Jo-Effekt zu umgehen. So schaffen Sie es, für immer schlank zu werden und zu bleiben.

Der Übergewichts-Check

Testen Sie, ob Sie wirklich übergewichtig sind oder sich nur so fühlen, weil Sie sich ständig mit Fernsehstars und Zeitschriften-Schönheiten vergleichen. Denn deren Idealmaße bleiben für die meisten von uns nur ein Traum. Machen Sie Schluss mit übertriebenen Ansprüchen an einen schlanken Superbody. Schließlich hängen Charme und Ausstrahlung, Lebenslust und Erfolg so lange nicht vom Gewicht ab, wie es bestimmte Grenzen nicht überschreitet. Das Diagramm zum Übergewichts-Check auf der Seite 25 zeigt Ihnen auf einen Blick, wo diese Grenze zum schädlichen Übergewicht liegt und ob Sie mit Ihren Kilos im Wohlfühlgewichtsbereich liegen.

Und so geht's: In der Spalte, in der unten Ihre Körpergröße steht, fahren Sie am besten mit einem Bleistift auf die Höhe, an der links Ihr Gewicht steht. Schon haben Sie Ihren persönlichen BMI-Wert gefunden. Was er aussagt, dazu im nächsten Abschnitt mehr.

Sollten Ihr Gewicht oder Ihre Größe auf dem Diagramm keinen Platz mehr gefunden haben, können Sie Ihren BMI-Wert mit einem Taschenrechner leicht selbst berechnen. Wie, steht im Kasten unten.

BMI: der Gewichtsindex

BMI steht für Body Mass Index oder übersetzt »Körpergewichts-Index«. Ideal ist ein BMI von 20 bis 25 (grüner Bereich), weniger sollte man besser nicht wiegen, denn ansonsten droht möglicherweise Untergewicht! Bei einem BMI von über 25 bis 30 (gelber Bereich) muss man bereits aufs Gewicht achten, bei Bluthochdruck, Diabetes und anderen Krankheiten abnehmen. Ab einem BMI von über 30 (roter Bereich) besteht nachweislich ein höheres Risiko, dass Beschwerden und Krankheiten auftreten.

BMI selbst berechnen

$$\text{BMI} = \frac{\text{Körpergewicht (in Kilogramm)}}{\text{Körpergröße (in Meter)} \times \text{Körpergröße (in Meter)}}$$

Liegt Ihr Gewicht im grünen Bereich?

Body-Mass-Index (BMI)

Körpergewicht in Kilogramm / Körperlänge in Metern

Körpergewicht in Kilogramm	1,55	1,57	1,59	1,61	1,63	1,65	1,67	1,69	1,71	1,73	1,75	1,77	1,79	1,81	1,83	1,85	1,87	1,89	1,91	1,93	1,95	1,97	1,99	2,01
120	50	49	47	46	45	44	43	42	41	40	39	38	37	37	36	35	34	34	33	32	32	31	30	30
119	50	48	47	46	45	44	43	42	41	40	39	38	37	36	36	35	34	33	33	32	31	31	30	29
118	49	48	47	46	44	43	42	41	40	39	39	38	37	36	35	34	34	33	32	32	31	30	30	29
117	49	47	46	45	44	43	42	41	40	39	38	37	37	36	35	34	33	33	32	31	31	30	30	29
116	48	47	46	45	44	43	42	41	40	39	38	37	36	35	35	34	33	32	32	31	31	30	29	29
115	48	47	45	44	43	42	41	40	39	38	38	37	36	35	34	34	33	32	32	31	30	30	29	28
114	47	46	45	44	43	42	41	40	39	38	37	36	36	35	34	33	33	32	31	31	30	29	29	28
113	47	46	45	44	43	42	41	40	39	38	37	36	35	34	34	33	32	32	31	30	30	29	29	28
112	47	45	44	43	42	41	40	39	38	37	37	36	35	34	33	33	32	31	31	30	29	29	28	28
111	46	45	44	43	42	41	40	39	38	37	36	35	35	34	33	32	32	31	30	30	29	29	28	27
110	46	45	44	42	41	40	39	39	38	37	36	35	34	34	33	32	31	31	30	30	29	28	28	27
109	45	44	43	42	41	40	39	38	37	36	36	35	34	33	33	32	31	31	30	29	29	28	28	27
108	45	44	43	42	41	40	39	38	37	36	35	34	34	33	32	32	31	30	30	29	28	28	27	27
107	45	43	42	41	40	39	38	37	37	36	35	34	33	33	32	31	31	30	29	29	28	28	27	26
106	44	43	42	41	40	39	38	37	36	35	35	34	33	32	32	31	30	30	29	28	28	27	27	26
105	44	43	42	41	40	39	38	37	36	35	34	34	33	32	31	31	30	29	29	28	28	27	27	26
104	43	42	41	40	39	38	37	36	36	35	34	33	32	32	31	30	30	29	29	28	27	27	26	26
103	43	42	41	40	39	38	37	36	35	34	34	33	32	31	31	30	29	29	28	28	27	27	26	25
102	42	41	40	39	38	37	37	36	35	34	33	33	32	31	30	30	29	29	28	27	27	26	26	25
101	42	41	40	39	38	37	36	35	35	34	33	32	32	31	30	30	29	28	28	27	27	26	26	25
100	42	41	40	39	38	37	36	35	34	33	33	32	31	31	30	29	29	28	27	27	26	26	25	25
99	41	40	39	38	37	36	35	35	34	33	32	32	31	30	30	29	28	28	27	27	26	26	25	25
98	41	40	39	38	37	36	35	34	34	33	32	31	31	30	29	29	28	27	27	26	26	25	25	24
97	40	39	38	37	37	36	35	34	33	32	32	31	30	30	29	28	28	27	27	26	26	25	24	24
96	40	39	38	37	36	35	34	34	33	32	31	31	30	29	29	28	27	27	26	26	25	25	24	24
95	40	39	38	37	36	35	34	33	32	32	31	30	30	29	28	28	27	27	26	26	25	24	24	24
94	39	38	37	36	35	35	34	33	32	31	31	30	29	29	28	27	27	26	26	25	25	24	24	23
93	39	38	37	36	35	34	33	33	32	31	30	30	29	28	28	27	27	26	25	25	24	24	23	23
92	38	37	36	35	35	34	33	32	31	31	30	29	29	28	27	27	26	26	25	25	24	24	23	23
91	38	37	36	35	34	33	33	32	31	30	30	29	28	28	27	27	26	25	25	24	24	23	23	23
90	37	37	36	35	34	33	32	32	31	30	29	29	28	27	27	26	26	25	25	24	24	23	23	22
89	37	36	35	34	33	33	32	31	30	30	29	28	28	27	27	26	25	25	24	24	23	23	22	22
88	37	36	35	34	33	32	32	31	30	29	29	28	27	27	26	26	25	25	24	24	23	23	22	22
87	36	35	34	34	33	32	31	30	30	29	28	28	27	27	26	25	25	24	24	23	23	22	22	22
86	36	35	34	33	32	32	31	30	29	29	28	27	27	26	26	25	25	24	24	23	23	22	22	21
85	35	34	34	33	32	31	30	30	29	28	28	27	27	26	25	25	24	24	23	23	22	22	21	21
84	35	34	33	32	32	31	30	29	29	28	27	27	26	26	25	25	24	24	23	23	22	22	21	21
83	35	34	33	32	31	30	30	29	28	28	27	26	26	25	25	24	24	23	23	22	22	21	21	21
82	34	33	32	32	31	30	29	29	28	27	27	26	26	25	24	24	23	23	22	22	22	21	21	20
81	34	33	32	31	30	30	29	28	28	27	26	26	25	25	24	24	23	23	22	22	21	21	20	20
80	33	32	32	31	30	29	29	28	27	27	26	26	25	24	24	23	23	22	22	21	21	21	20	20
79	33	32	31	30	30	29	28	28	27	26	26	25	25	24	24	23	23	22	22	21	21	20	20	20
78	32	32	31	30	29	29	28	27	27	26	25	25	24	24	23	23	22	22	21	21	21	20	20	19
77	32	31	30	30	29	28	28	27	26	26	25	25	24	24	23	22	22	22	21	21	20	20	19	19
76	32	31	30	29	29	28	27	27	26	25	25	24	24	23	23	22	22	21	21	20	20	20	19	19
75	31	30	30	29	28	28	27	26	26	25	24	24	23	23	22	22	21	21	21	20	20	19	19	19
74	31	30	29	29	28	27	27	26	25	25	24	24	23	23	22	22	21	21	20	20	19	19	19	18
73	30	30	29	28	27	27	26	26	25	24	24	23	23	22	22	21	21	20	20	20	19	19	18	18
72	30	29	28	28	27	26	26	25	25	24	24	23	22	22	21	21	21	20	20	19	19	19	18	18
71	30	29	28	27	27	26	25	25	24	24	23	23	22	22	21	21	20	20	19	19	19	18	18	18
70	29	28	28	27	26	26	25	25	24	23	23	22	22	21	21	20	20	20	19	19	18	18	18	17
69	29	28	27	27	26	25	25	24	24	23	23	22	22	21	21	20	20	19	19	19	18	18	17	17
68	28	28	27	26	26	25	24	24	23	23	22	22	21	21	20	20	19	19	19	18	18	18	17	17
67	28	27	27	26	25	25	24	23	23	22	22	21	21	20	20	20	19	19	18	18	18	17	17	17
66	27	27	26	25	25	24	24	23	23	22	22	21	21	20	20	19	19	18	18	18	17	17	17	16
65	27	26	26	25	24	24	23	23	22	22	21	21	20	20	19	19	19	18	18	17	17	17	16	16
64	27	26	25	25	24	24	23	22	22	21	21	20	20	20	19	19	18	18	18	17	17	16	16	16
63	26	26	25	24	24	23	23	22	22	21	21	20	20	19	19	18	18	18	17	17	17	16	16	16
62	26	25	25	24	23	23	22	22	21	21	20	20	19	19	19	18	18	17	17	17	16	16	16	15
61	25	25	24	24	23	22	22	21	21	20	20	19	19	19	18	18	17	17	17	16	16	16	15	15
60	25	24	24	23	23	22	22	21	21	20	20	19	19	18	18	18	17	17	16	16	16	15	15	15
59	25	24	23	23	22	22	21	21	20	20	19	19	18	18	18	17	17	17	16	16	16	15	15	15
58	24	24	23	22	22	21	21	20	20	19	19	19	18	18	17	17	17	16	16	16	15	15	15	14
57	24	23	23	22	21	21	20	20	19	19	19	18	18	17	17	17	16	16	16	15	15	15	14	14
56	23	23	22	22	21	21	20	20	19	19	18	18	17	17	17	16	16	16	15	15	15	14	14	14
55	23	22	22	21	21	20	20	19	19	18	18	18	17	17	16	16	16	15	15	15	14	14	14	14
54	22	22	21	21	20	20	19	19	18	18	18	17	17	16	16	16	15	15	15	14	14	14	14	13
53	22	22	21	20	20	19	19	19	18	18	17	17	17	16	16	15	15	15	15	14	14	14	13	13
52	22	21	21	20	20	19	19	18	18	17	17	17	16	16	16	15	15	15	14	14	14	13	13	13
51	21	21	20	20	19	19	18	18	17	17	17	16	16	16	15	15	15	14	14	14	13	13	13	13
50	21	20	20	19	19	18	18	18	17	17	16	16	16	15	15	15	14	14	14	13	13	13	13	12

Körperlänge in Metern

$$\text{BMI} = \frac{\text{Körpergewicht in kg}}{\text{Körperlänge in m}^2}$$

$$\left(\text{z.B.} = \frac{68}{1{,}72 \times 1{,}72} = 23\right)$$

BMI ab 40
Extremes Übergewicht

BMI 30 - 40
Übergewicht

BMI 25 - 30
Leichtes Übergewicht

BMI 20 - 25
Ihr Gewicht ist ok

BMI 12 - 20
Untergewicht

Das Fett muss weg

Genauso wie man sich von der verstaubten Regel verabschiedet hat, nach der man von der Körpergröße erst 100 und dann nochmals 10 Prozent abzieht, um das vermeintliche Idealgewicht zu errechnen, genauso sind auch andere Diätprinzipien längst überholt. So werden mittlerweile nicht mehr blind Kalorien gezählt, ohne zu überlegen, von welchen Lebensmitteln die Kalorien stammen. Schließlich sind es nicht die Kalorien, die dick machen, sondern das Fett – vor allem in Verbindung mit den süßen Kohlenhydraten.

Bei den ungesunden Dickmachern sparen

Fett hat doppelt so viele Kalorien wie die beiden anderen Grundnährstoffe Eiweiß und Kohlenhydrate. Und Fette kann der Mensch unbegrenzt speichern, Kohlenhydrate nicht! Wer zu viel Kohlenhydrate isst, dessen Körper wird erstmal seinen Stoffwechsel anheizen, mehr Wärme erzeugen und Energie verpulvern, bevor er relativ aufwendig aus Kohlenhydraten Fett herstellt. Isst der Mensch allerdings zu viel Fett, dann warten schon Abermillionen von Fettzellen, um es zu speichern. Seit Urzeiten hat sich der menschliche Organismus darauf eingestellt, an den seltenen fetten Tagen achtsam mit dem Fett umzugehen und einen Vorrat für magere Zeiten anzulegen. Fett im Überfluss für alle gibt es noch nicht lange. Erst heute muss der Mensch lernen, mit zu viel Fett umzugehen. Denn die Fettpölsterchen stören nicht nur vor dem Spiegel, sondern schaden auch der Gesundheit: Sie führen zu vielen Volkskrankheiten, vom Diabetes über Gicht bis zum Herzinfarkt.

Drei gute Gründe sprechen dafür, beim Fett den Rotstift anzusetzen, um am effektivsten und gesündesten abzunehmen:

- Wir essen im Schnitt ohnehin viel zu viel Fett und schaden neben der Linie auch unserer Gesundheit.
- Ein Gramm Fett weniger spart schon 9 Kalorien. Ein Gramm weniger Kohlenhydrate oder Eiweiß dagegen nur 4 Kalorien.
- Fett trägt am wenigsten zur Sättigung bei. Wer hier spart, muss sich um Hungerattacken keine Sorgen machen.

Wer abnehmen will, sollte also Fett sparen und nicht nur Kalorien zählen. Sonst kann es passieren, dass er genau die falschen Nährstoffe weglässt und seinem Körper schadet. Nur 30 Gramm Fett am Tag sind beim Abnehmen optimal, 60 bis 80 Gramm wären bei einer normalen Ernährung die Obergrenze. Doch wir essen fast doppelt so viel! Kein Wunder, dass leider immer mehr Menschen etliche Kilos zu viel mit sich herumtragen.

Schlankmacher Obst und Gemüse

Fett zu meiden gelingt recht einfach, wenn man sich in seiner Ernährung auf die Lebensmittel konzentriert, die kaum Fett enthalten. Das sind neben Getreide, Brot, Nudeln und Reis die Schlankmacher Obst und Gemüse. Sie liefern das, was jede Diät braucht:

- kein oder kaum Fett, damit die Pfunde schmelzen
- viel Aroma, damit es auch mit weniger Fett genauso gut schmeckt
- reichlich wichtige Inhaltsstoffe, damit man nicht schlapp macht
- möglichst viele Ballaststoffe, die den Hunger vertreiben

Schluss mit dem Jo-Jo-Effekt

Und das beste an einem Abnehmprogramm nach den »5 am Tag«-Regeln: Es ist gar keine Diät, sondern ein Ernährungsfahrplan fürs ganze Leben. Denn jeder kann die beim Abnehmen erlernte Zusammenstellung des Speiseplanes beibehalten und dabei ganz allmählich den Fettanteil von 30 Gramm pro Tag auf beispielsweise 60 Gramm verdoppeln. So stellt sich der Körper langsam auf eine steigende Kalorienzufuhr ein und umgeht den gefürchteten Jo-Jo-Effekt. Beim Jo-Jo-Effekt spart der Stoffwechsel noch viele Wochen nach einer strengen, kalorienarmen Diät jede Kalorie eisern ein, während die Teller schon wieder so voll wie vor der Diät sind. Das bleibt nicht ohne Folgen: Das Gewicht ist schon kurz nach der Diät oft höher als vorher, und damit wächst auch der Wunsch nach der nächsten Diät – der berühmte Jo-Jo-Teufelskreis entsteht. Wer aber nach der Diät bei der neuen Ernährung bleibt und allmählich seine Fett- und Kalorienzufuhr erhöht, umgeht das Rauf und Runter auf der Waage.

Sieben Abnehmregeln bei der »5 am Tag«-Diät

Wenn Sie die sieben Leitlinien zur Basis Ihrer Ernährung machen, können Sie Pfunde verlieren und dabei Lebensfreude gewinnen.

1. Obst oder Gemüse zu jeder Haupt- und Zwischenmahlzeit

Fünf Portionen Obst und Gemüse täglich schafft jeder mit den richtigen Haupt- und Zwischenmahlzeiten. Einige besonders gute Obst- und Gemüsesnacks finden Sie unten im Kasten. Und Ihnen fallen bestimmt noch weitere ein. Damit sind die »5 am Tag« kein Problem mehr: Es fällt nicht allzu schwer, schon morgens mit einem Müsli anzufangen oder mit einem Obstsaft, am Vormittag als Zwischenmahlzeit einige Cocktailtomaten zu essen und sich mittags die Zeit für

Ideale Obst- und Gemüsesnacks für Zwischendurch

Zwischenmahlzeit	**wichtige Inhaltsstoffe**	**Wirkung**
1 Apfel	Pektin	Darmaktivator
1 Orange	Vitamin C	Abwehrstärkung
3 Tomaten	Lycopin	beugt Krebs vor
100 g rote Weintrauben	Folsäure	fördert die Zellbildung
1 kleine Galia-Melone	Beta-Karotin	Sonnenschutz von innen
100 g Erdbeeren	Kämpferol	schützt vor Krebs
1 Kiwi	Vitamin C	Abwehrstärkung
1 Paprika	Flavonoide	Jungbrunnen fürs Herz
5 Radieschen	Salicylsäure	Entzündungsblocker
10 Gurkenstifte	Ferulasäure	entgiftet Krebsauslöser
1 Banane	Magnesium	Muskel-Fitmacher

Sie können diese Snacks gegen die in der Diät vorgeschlagenen Desserts oder Zwischenmahlzeiten austauschen.

einen Salat oder eine Gemüsesuppe zu nehmen. So hat man bis zur Tageshälfte schon drei von fünf Portionen verspeist. Wer dann am Nachmittag noch etwas Obst oder einen Quark mit Beeren isst und sein Abendbrot mit Gurken-, Tomaten- und Zucchinischeiben belegt, kommt auch noch auf die fehlenden zwei Gemüsemahlzeiten. Und wenn ein Zwischensnack mal ausfällt, dann bringen auch ein Früchtekompott als Mittagsdessert oder eine Banane, eine halbe Melone oder ein paar Kohlrabistifte beim Fernsehen am Abend den Ausgleich. Niemand ist gezwungen, für die »5 am Tag«-Diät seinen Ernährungs- oder gar Tagesplan auf den Kopf zu stellen.

2. Genießen erlaubt

Zu dieser Regel muss nicht viel erklärt werden. Denn wer mag nicht die Süße einer Kiwi, die frische Knackigkeit eines grünen Salats oder das herrliche Sommeraroma der Tomate. Sie merken es selbst: Die »5 am Tag«-Diät hat den falschen Namen: »5 am Tag«-Genuss müsste sie heißen, weil sie dem Gaumen, der Linie und der Gesundheit gleichermaßen Spaß macht.

Das Wichtigste am Essen und Trinken ist für mich der Genuss

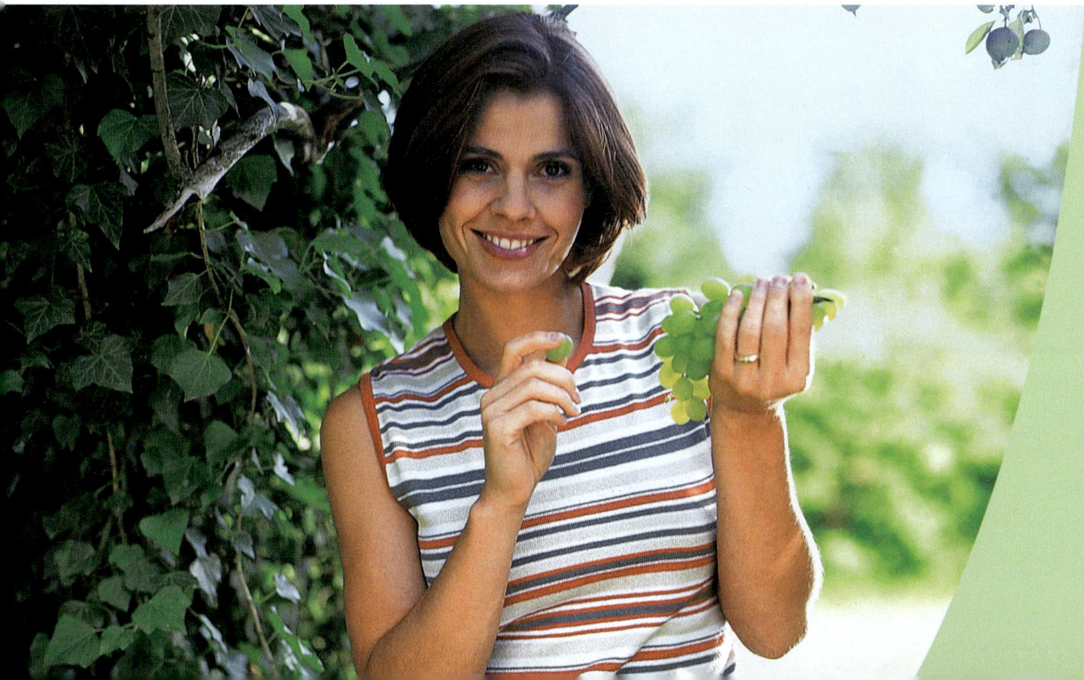

3. Gute Alternativen statt strikter Verbote

Natürlich und zum Glück besteht die »5 am Tag«-Ernährung nicht nur aus Obst und Gemüse, denn eine solche Ernährung wäre unausgewogen und mangelhaft. Auch viel Brot, Nudeln sowie Reis gehören dazu. Und Fleisch und Fisch, Fett und Öle, Milch und Käse sind keinesfalls verboten. Doch Vorsicht: Hier verstecken sich die Dickmacher. Eine große Liste zeigt Ihnen die größten Fettnäpfchen und wie Sie an ihnen ohne große Umwege vorbeikommen. Was nicht heißt, dass Salami oder Sahnetorte total verboten sind. Schließlich können fettreiche durch fettarme Tage ausgeglichen werden.

So überspringen Sie Fettfallen

Fettfalle	fettärmere Alternative	so viel Fett eingespart
100 g Salami	100 g Putenwurst	29 Gramm
150 g Lammkotelett	150 g Lammschnitzel	26 Gramm
150 g Schweineschulter	150 g Schweineschnitzel	21 Gramm
100 g Schnittkäse (50 % Fett i. Tr)	100 g Schnittkäse (30 % Fett i. Tr)	20 Gramm
100 g Sahnequark	100 Magerquark	11 Gramm
100 g Crème fraîche	100 g saure Sahne	20 Gramm
50 g Kartoffelchips	50 g Bananenchips	20 Gramm
1 Stück Fruchttorte	1 Erdbeertörtchen	9 Gramm
1 Stück Marmorkuchen	1 Stück Zwetschgen-Hefekuchen	11 Gramm
50 g Schokolade	50 g Fruchtschnitten	16 Gramm
4 EL Pesto (40 g)	4 EL Tomatensauce ohne Öl	27 Gramm
30 g feine Leberwurst	30 g Linsenaufstrich	8 Gramm
200 ml Fruchtmilch aus fettarmer Milch	200 ml Fruchtsaft	3 Gramm
100 ml Sahnefruchteis	100 ml Fruchteis	7 Gramm
10 g Erdnussbutter	10 g Fruchtaufstrich	5 Gramm
Brötchen mit 30 g Mortadella	Brötchen mit Tomaten	10 Gramm

GRUNDLAGEN

4. Frucht- und Gemüseschorlen: mindestens 1,5 Liter jeden Tag

Täglich die benötigten 1,5 Liter Flüssigkeit zu sich zu nehmen fällt vielen Menschen schwer. Wem Mineralwässer in größeren Mengen zu fade und Kräutertees zu »gesund« schmecken, probiert die vielen verschiedenen Frucht- und Gemüsesäfte aus. Mit einer Mischung aus einem Teil Fruchtsaft und zwei Teilen Wasser ist eine frische Schorle schnell gemixt und fällt dank unterschiedlicher Säfte immer wieder neu aus. Pro Tag sollten es rund 1,5 Liter Fruchtschorle sein. Daneben lassen sich auch viele Kräuter- und Früchtetees geschmacklich mit Obstsäften aufpeppen. Probieren Sie aus, welche Mischungen Ihnen schmecken. Doch achten Sie immer darauf, dass es hundertprozentige Säfte sind und keine Fruchtnektare, Fruchtsaftgetränke und auch keine Gemüsetrunke. Diese sind mit Wasser, Zucker und anderen Zutaten gestreckt. Auch beim Mineralwasser lohnt sich der Blick aufs Kleingedruckte. Das Etikett verrät die Mineralstoffwerte. Bei einer Diät, in der zwar kalziumreiche, aber leider meist sehr fette Käsesorten nur selten gegessen werden, sollte es daher ein kalziumreiches Mineralwasser sein, am besten mit mehr als 300 Milligramm Kalzium (Ca) pro Liter.

5. Nur 30 Gramm Fett, aber das Richtige!

30 Gramm Fett, das reicht zum Abnehmen. Doch ganz bestimmte Fettsäuren braucht der Körper. Damit bei einer fettarmen Ernährung genau diese lebenswichtigen Fettsäuren nicht fehlen, sollten Sie bei Butter und Sahne den Rotstift stärker ansetzen, als bei Salatölen. Pflanzenfette liefern dem Körper Fettsäuren, aus denen er Hormone, Reglerstoffe und Zellwände aufbaut. Für die Salatsauce ist das beste Öl gerade gut genug: Walnussöl, hocharomatisches Olivenöl extra vergine oder ein kaltgepresstes Weizenkeimöl bieten sich an.
Diese empfindlichen Öle sollten allerdings nicht erhitzt werden. Dafür gibt es robustere Öle, die ebenfalls wertvolle Fettsäuren liefern. Das einfache Olivenöl eignet sich sogar zum Braten. Und wenn ein Öl gewünscht wird, das keinen intensiven Eigengeschmack hat, empfiehlt sich das Rapsöl aufgrund seiner gesunden Inhaltsstoffe.

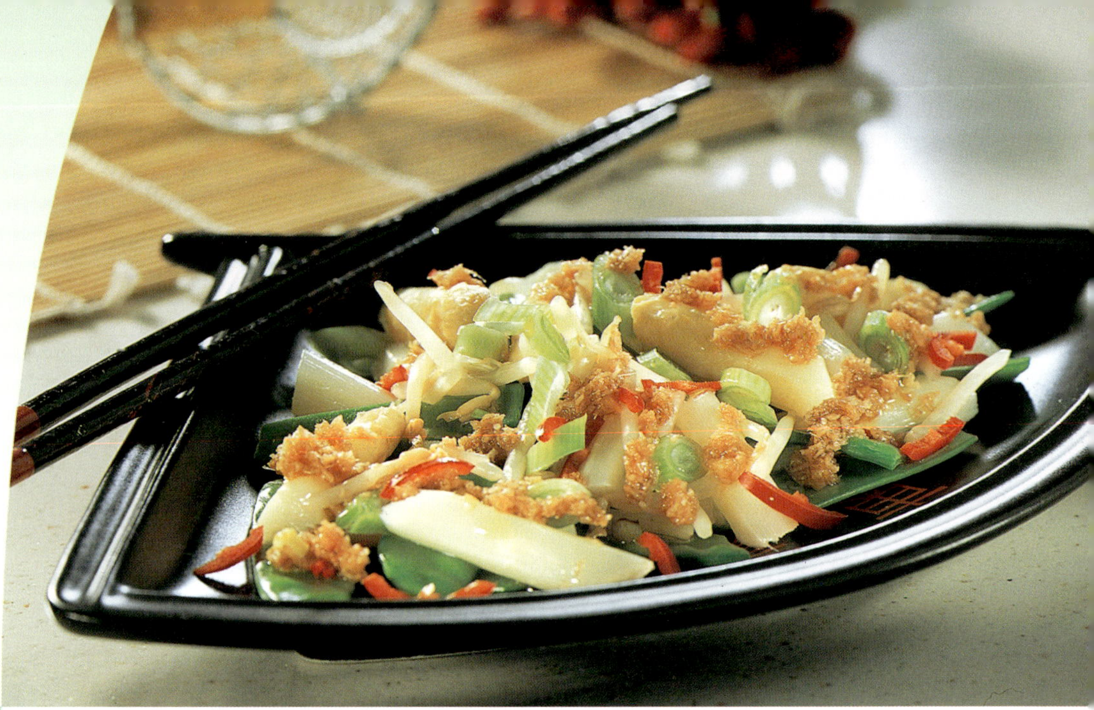

Bei der asiatischen Küche reicht oft schon ein Teelöffel Öl

6. Vollwertig essen beim Abnehmen und auch danach

Sich vollwertig ernähren heißt nichts anderes, als die volle Vielfalt der Lebensmittel zu genießen. Neben »5 am Tag« also auch Kartoffeln und Getreide nicht vergessen. Also Reis und Haferflocken, Nudeln und Brot. Das sollte mehrmals pro Tag auf den Tisch kommen. Dazu die tägliche Portion Milch, Käse, Quark oder Kefir. Gönnen Sie sich zumindest einmal pro Woche einen Fisch. Und essen Sie auch Fleisch und Wurst, aber in Maßen. Die liefern Ihnen B-Vitamine und Eisen. Ohnehin sollten Sie nicht zwischen »gesunden« und »ungesunden« Lebensmitteln unterscheiden. Wie gesund Sie sich ernähren, hängt ganz von der Menge, Auswahl und Kombination der Lebensmittel ab. Mit diesen sieben Regeln werden Sie gut zurechtkommen. Wenn Sie es sich ganz einfach machen möchten, bietet dieses Buch einen Vierwochen-Plan an. Verstehen Sie ihn aber bitte als Angebot, nicht als Zwang. Wählen Sie selbst aus, was Sie davon mögen und stellen Sie daraus Ihren Ernährungplan individuell zusammen. Dank der angegebenen Fettwerte können Sie leicht errechnen, welche Rezepte sich kombinieren lassen, um das Wunschgewicht zu erreichen.

7. Täglich eine 20-Minuten-Fitness-Pause

Wer seinen Körper nicht nur mit den wertvollen Inhaltsstoffen der »5 am Tag«-Ernährung sondern auch mit mehr Bewegung verwöhnt, steigert seinen Abnehmerfolg. Doch gerade wenn Sie lange nichts für sich und Ihren Körper getan haben, Ihre Gelenke etwas steif geworden sind und die Muskeln träge, sollten Sie es nicht übertreiben. Sonst stoppt der Muskelkater am Tag danach jegliche Motivation für Fitness und Sport. Gehen Sie es also langsam an. Besonders zu empfehlen sind Sportarten, die die Gelenke nicht überstrapazieren und die Sie möglichst lange durchführen können, ohne außer Atem zu kommen. Denn an die Fettreserven geht es beim Sport frühestens, nachdem Sie sich 20 Minuten bewegt haben. Diese 20-Minuten-Fitness sollten Sie sich jeden Tag gönnen, ganz gleich ob als schnellen Spaziergang, Radeltour oder ein paar Runden im Schwimmbecken. Auch das Gymnastikprogramm auf den Seiten 34 bis 37 bringt Ihnen mehr Muskelkraft, kurbelt den Stoffwechselmotor an und entfacht damit den körpereigenen Kalorienofen.

Welcher Sport ist bei und gegen Übergewicht zu empfehlen?

empfehlenswert	bedingt zu empfehlen	nicht zu empfehlen
Eislaufen	Badminton	Fußball spielen
Inline-Skaten	Basketball	Joggen
Gymnastik	Kraftsport	Squash
Radfahren	Ski alpin (Könner)	Ski alpin (Anfänger)
Rudern	Tennis	
Schwimmen	Wandern	
Ski-Langlauf		
Walking		

Das empfehle ich Ihnen

Gerade bei Gewichtsproblemen sollten Sie mit Ihrem Arzt über den für Sie geeigneten Sport sprechen. Einige Krankenkassen und Volkshochschulen bieten spezielle Sportkurse und -veranstaltungen für Übergewichtige an. Fragen Sie danach.

Das »20-Minuten-Gymnastikprogramm«

Etwa 20 Minuten Zeit und ein dickes Handtuch oder einen Teppich brauchen Sie, schon kann es losgehen. Führen Sie diese Übungen in Ruhe aus, atmen Sie dabei ganz bewusst ein und aus und achten Sie immer darauf, Ihren Rücken nie ins Hohlkreuz zu strecken.
Diese sieben Übungen sprechen jeweils unterschiedliche Muskelgruppen an. Gerade, wenn eine Übung besonders schwer fällt, sollten Sie nicht nachgeben. Denn dann hat es diese Muskelgruppe besonders nötig, gut trainiert zu werden.
Lesen Sie immer erst die ganze Übungsanleitung durch, bevor Sie mit der Gymnastik beginnen.

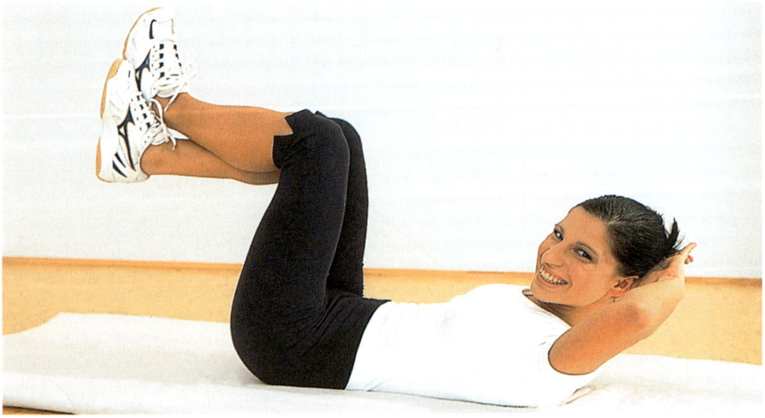

Eine Übung für den Bauch. Legen Sie sich auf den Rücken und heben Sie die Beine im 90-Grad-Winkel an. Die Unterschenkel überkreuzen. Die Arme seitlich anwinkeln und die Hände hinter dem Kopf verschränken. Spannen Sie nun die Bauchmuskulatur an und rollen Sie den Oberkörper – ohne Schwung zu nehmen – nach vorne ein. Die Lendenwirbelsäule bleibt im Kontakt mit dem Boden. Die Hände dürfen den Kopf nur leicht abstützen. Die Position 20 Sekunden halten und langsam wieder abrollen, ohne die Schultern abzulegen. Die Übung fünfmal durchführen.

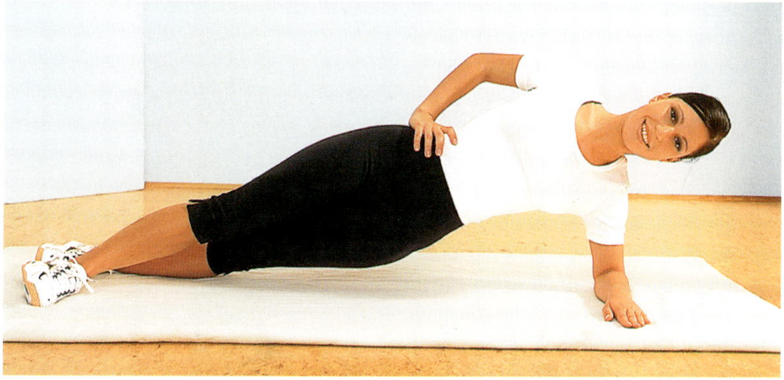

Eine Übung für Rumpf, Schulter und Hüfte. Gehen Sie dazu in die Seitenlage und stützen Sie sich auf den Ellbogen. Die Beine sind ausgestreckt. Gehen Sie in Schrittstellung. Heben Sie das Becken vom Boden ab. Fuß, Hüfte und Schulter bilden eine Linie. Versuchen Sie nun das Becken langsam auf und ab zu bewegen und dabei die Spannung zu halten. Versuchen Sie pro Seite insgesamt fünf Wiederholungen.

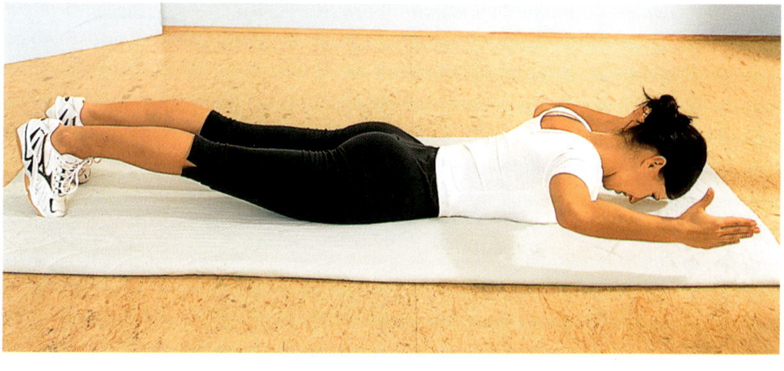

Eine Übung für Rücken und Schulter. Legen Sie sich auf den Bauch. Spannen Sie die Bauchmuskulatur an und heben Sie den Oberkörper leicht an. Die Arme sind in Schulterhöhe seitlich angewinkelt. Halten Sie die Spannung und strecken Sie die Arme langsam nach vorne aus. Die Position 20 Sekunden halten und die Arme wieder zurückführen. Der Oberkörper darf nicht auf den Boden absinken. Versuchen Sie fünf Durchgänge.

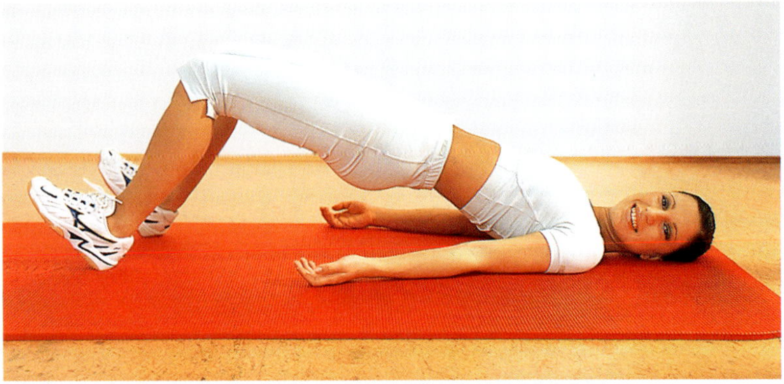

Legen Sie sich auf den Rücken und winkeln Sie die Beine an. Stellen Sie sich auf die Fersen. Heben Sie nun das Gesäß vom Boden ab, bis Rumpf und Oberschenkel eine Linie bilden und halten Sie diese Position 20 Sekunden. Nach der Anspannung absenken, kurz pausieren und fünfmal wiederholen. Dies ist eine effektive Ausgleichsübung für einen gestressten Rücken.

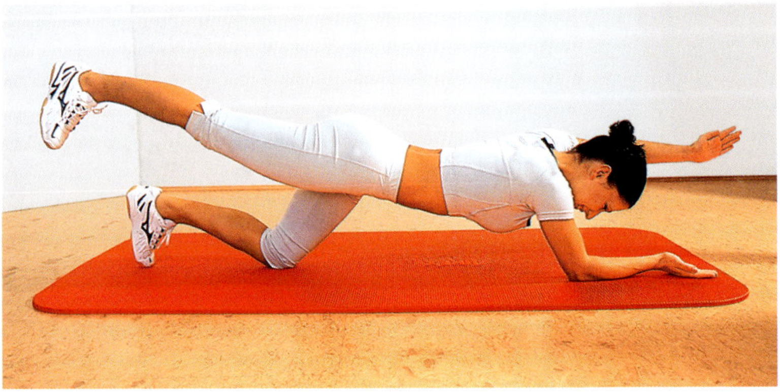

Legen Sie sich auf den Bauch und stützen Sie sich dann auf Knie und Unterarme. Blicken Sie zum Boden. Nun heben Sie ein Bein vom Boden ab und strecken den entgegengesetzten Arm aus. Bein, Rumpf und Arm müssen eine Linie bilden. Ziehen Sie die Bauchdecke leicht ein, um zu verhindern, dass Sie ins Hohlkreuz gehen. Versuchen Sie die Position 20 Sekunden zu halten, pro Seite fünf Wiederholungen. Diese Übung trainiert Schulter, Brust und Bein.

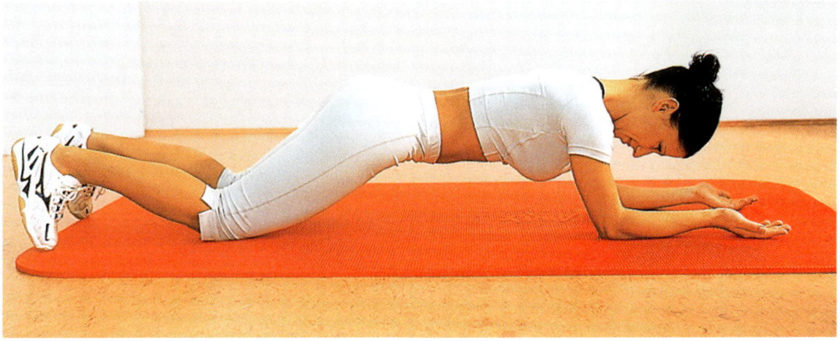

Legen Sie sich auf den Bauch. Stützen Sie sich bei leicht gebeugter Hüfte auf Ihre Unterarme und Knie. Gesäß, Rücken und Hals bilden eine Linie. Schauen Sie zum Boden. Spannen Sie die Bauchmuskeln an und halten Sie die Position 20 Sekunden. Danach entspannen. Die Übung fünfmal durchführen. Sie trainiert Gesäß und Rücken.

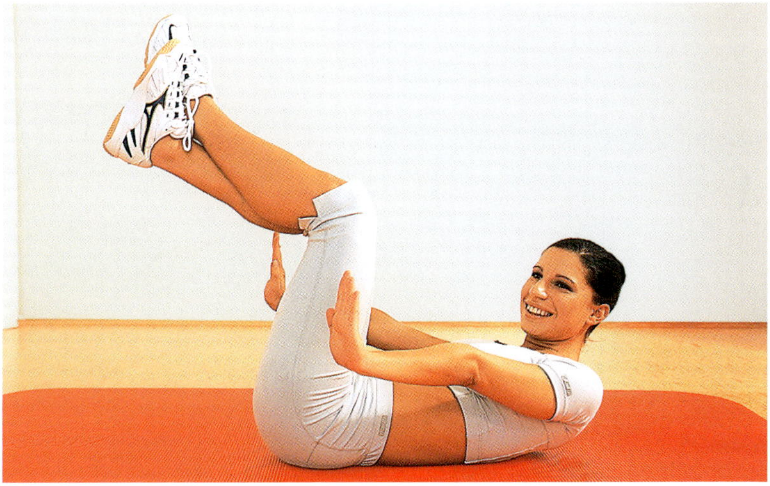

Legen Sie sich auf den Rücken. Heben Sie die Beine im 90-Grad-Winkel an und überkreuzen Sie die Unterschenkel. Halten Sie den Kopf gerade, indem Sie ein Doppelkinn machen. Heben Sie den Oberkörper an, bis die Schulterblätter vom Boden gelöst sind. Nehmen Sie die Arme mit nach vorne. Halten Sie die Position 20 Sekunden und legen Sie den Oberkörper dann wieder ab. Insgesamt fünfmal wiederholen. Diese Übung trainiert den Bauch.

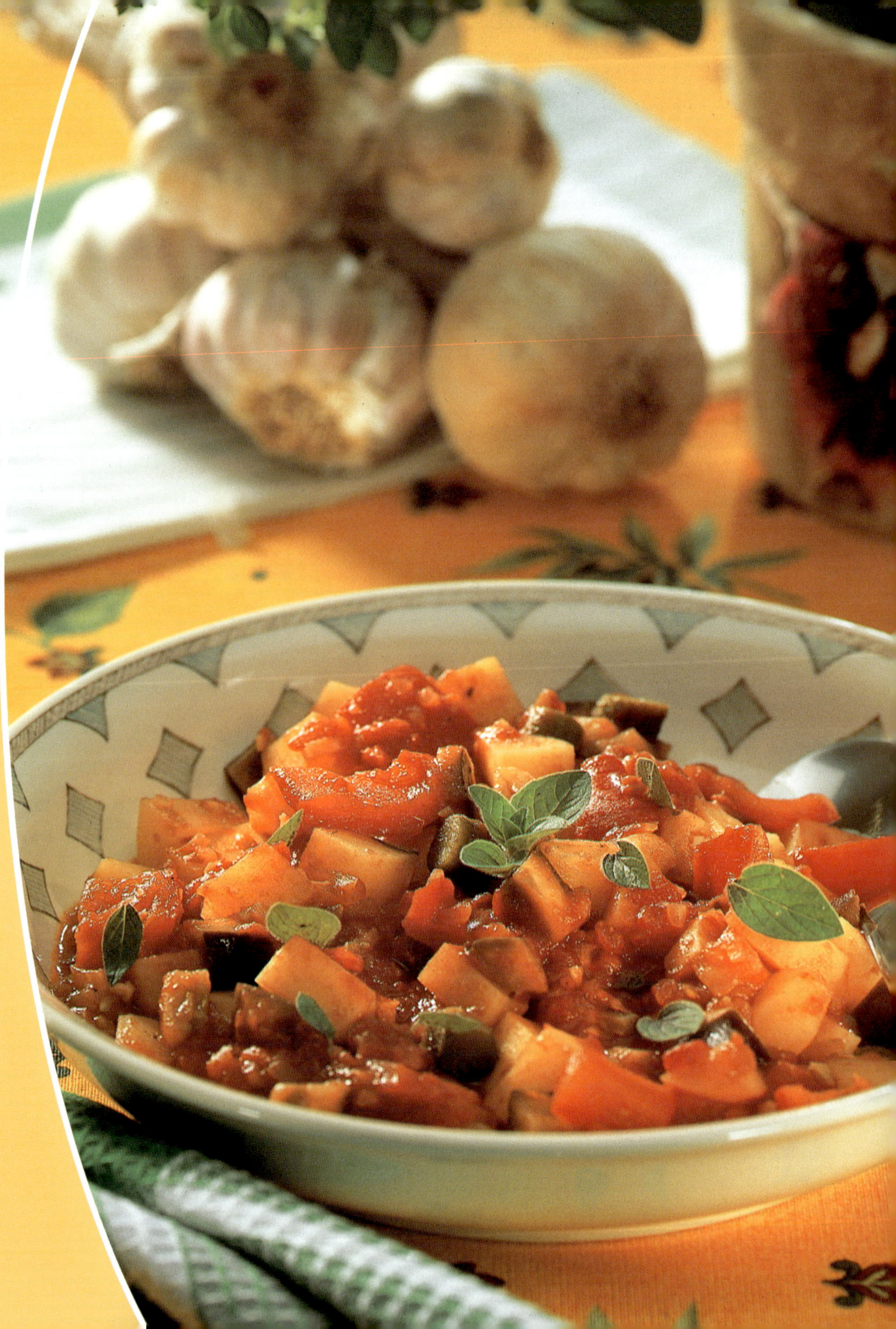

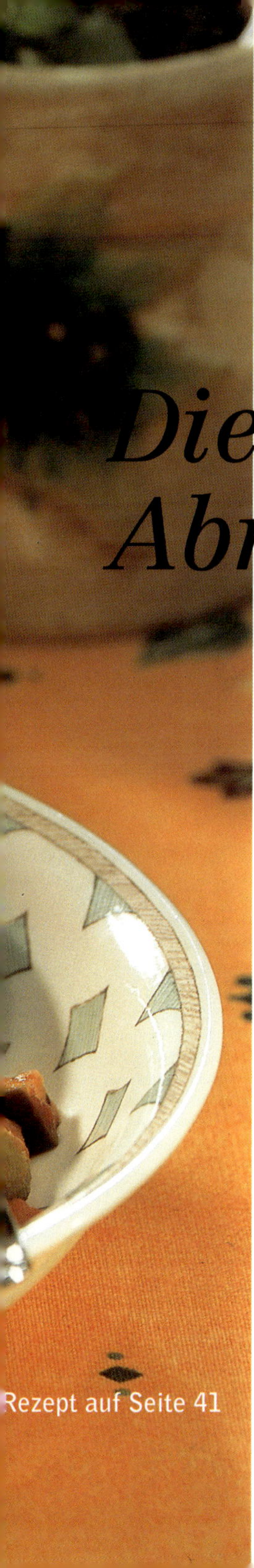

Rezept auf Seite 41

Die erste Abnehmwoche

Hier kommen die Rezepte gegen Diätfrust, überflüssige Pfunde und das Vorurteil, Gesundes könne nicht schmecken: Jeden Tag ein warmes und kaltes Hauptgericht zum Austauschen und Mitnehmen in die Arbeit. Jeden Tag zweimal eine kleine Idee für einen schnellen Snack plus ein Dessert, damit der süße und der Zwischendurch-Hunger auch zu ihren Rechten kommen. Und das alles mit der Gesundheits-Garantie: Diese Rezepte liefern Ihnen sämtliche Vitalstoffe, die Sie brauchen, um fit und aktiv zu werden. Deshalb gibt es für jeden, der gar nicht mehr abnehmen, sondern nur noch sein Gewicht halten will, die »Fett-Plus-Variante«.

1. Tag

Frühstück: Beerentoast

1 Portion enthält:
216 Kilokalorien
4 g Fett

Zutaten für 4 Portionen:
8 Scheiben Toastbrot, 400 g Beeren (frisch oder tiefgekühlt), 4 EL Magerquark, Zucker, 1 EL Pistazienkerne

Zubereitungszeit: etwa 10 Minuten

- Die Toastbrotscheiben toasten.
- Die frischen Beeren waschen und putzen oder die tiefgekühlten Beeren in einem Topf bei kleinster Hitze kurz auftauen lassen. Die Beeren mit dem Quark grob zerdrücken.
- Die Beerenmischung mit Zucker abschmecken und dick auf die Toastbrotscheiben streichen. Mit Pistazienkernen bestreuen.

Das empfehle ich Ihnen

Stellen Sie von dieser Beeren-Frischkäse-Mischung gleich eine etwas größere Menge her. So können Sie sie als Dessert oder auch als Zwischenmahlzeit jederzeit genießen, pur oder als süßen Aufstrich.

Zwischendurch: Tomaten-Kräuter-Drink

1 Portion enthält:
67 Kilokalorien
1 g Fett

Zutaten für 4 Portionen:
1 Bund Schnittlauch, 1 Bund Dill, 400 g Tomatenpüree, 500 ml Buttermilch, Salz, Pfeffer, Tabasco

Zubereitungszeit: etwa 5 Minuten

- Den Schnittlauch und den Dill gründlich waschen und trockenschwenken. Das Tomatenpüree mit der Buttermilch und den Kräutern pürieren. Mit Salz, Pfeffer und wenig Tabasco würzen.

Mittags: Ratatouille

1 Portion enthält:
275 Kilokalorien
11 g Fett

Zutaten für 4 Portionen:
500 g Kartoffeln, 3 Tomaten, 3 rote Paprikaschoten, 2 Auberginen, 3 Cornichons, 2 Knoblauchzehen, 400 g Zwiebeln, 4 EL Olivenöl, $1/2$ TL getrockneter Oregano, 200 g Tomatenpüree, Jodsalz, Pfeffer

Zutaten für Fett-Plus-Variante:
100 g Greyerzer Käse (45 % Fett i. Tr.), 1 Bund Petersilie

Zubereitungszeit: etwa 60 Minuten

- Die Kartoffeln schälen. Die Tomaten kreuzweise einschneiden, etwa 15 Sekunden in kochendes Wasser geben, mit kaltem Wasser abschrecken und häuten.
- Die Paprikaschoten und Auberginen waschen, Paprikaschoten halbieren, von Kernen und weißen Trennhäuten befreien. Gesamtes Gemüse mit den Cornichons in mittelgroße Würfel schneiden.
- Knoblauch und Zwiebeln schälen und in kleine Würfel schneiden. Das Olivenöl erhitzen, Knoblauch und Zwiebeln darin glasig dünsten. Oregano zugeben und mit Tomatenpüree ablöschen.
- Das kleingeschnittene Gemüse zugeben und etwa 30 Minuten bei mittlerer Hitze schmoren. Mit Salz und Pfeffer kräftig abschmecken.

Fett-Plus-Variante:
- Den Käse fein reiben. Die Petersilie waschen, die Blätter hacken und mit dem Greyerzer Käse direkt vor dem Servieren über das heiße Ratatouille geben.

Das empfehle ich Ihnen

Ziehen Sie die roten Paprikaschoten nicht nur wegen ihrer schöneren Farbe den grünen vor, sondern auch, weil sie mehr als den doppelten Vitamin-C-Gehalt bieten kann und von empfindlichen Mägen besser vertragen wird als ihre grüne Schwester.

Dessert: Schneller Obstsalat

1 Portion enthält:
140 Kilokalorien
7 g Fett

Zutaten für 4 Portionen:
100 g kernlose Weintrauben, 1 Banane, 1 Apfel, 1 Birne, 2 EL Walnüsse

Zubereitungszeit: etwa 25 Minuten

- Die Weintrauben waschen, abtrocknen, von den Stängeln zupfen und halbieren. Die Banane schälen und in Scheiben schneiden.
- Den Apfel und die Birne waschen, putzen, halbieren, vom Kerngehäuse befreien und in schmale Spalten schneiden.
- Die Fruchtstücke mit den Weintrauben vermengen und 15 Minuten durchziehen lassen. Die Walnüsse grob hacken. Den Obstsalat mit den gehackten Walnüssen bestreuen.

Zwischendurch: Basilikum-Tomaten

1 Portion enthält:
20 Kilokalorien
0 g Fett

Zutaten für 4 Portionen:
4 große Tomaten, $^1/_2$ Bund Basilikum, 2 EL Gemüsebrühe, 1 TL Aceto Balsamico, Jodsalz, Pfeffer

Zubereitungszeit: etwa 10 Minuten

- Die Tomaten waschen, putzen, in Scheiben schneiden und auf vier Teller verteilen. Das Basilikum waschen, trockenschwenken, die Blätter grob hacken und über die Tomatenscheiben geben.
- Die Gemüsebrühe mit dem Aceto Balsamico verrühren, mit Salz und Pfeffer würzen und über die Basilikum-Tomaten geben.

Abends: Frühlingssalat

1 Portion enthält:
201 Kilokalorien
7 g Fett

Zutaten für 4 Portionen:
200 g Erbsen (tiefgekühlt), Jodsalz, 3 Möhren, 1 kleiner Kohlrabi, 3 Stangen Lauch, 1 Apfel, 200 g Lachsschinken ohne Fettrand, 2 TL scharfer Senf, 1 TL Sherryessig, 2 EL Walnussöl, 100 g Magermilchjoghurt, 1 Bund Schnittlauch, 1 Limette, Pfeffer

Zutat für Fett-Plus-Variante:
200 g gekochter Rinderbraten

Zubereitungszeit: etwa 40 Minuten

- Die tiefgekühlten Erbsen in einem großen Topf mit wenig Salzwasser bei mittlerer Hitze auftauen lassen.
- Die Möhren und den Kohlrabi schälen und putzen, die Lauchstangen längs einschneiden, unter fließendem Wasser gründlich waschen und putzen. Möhren, Kohlrabi und den weißen und hellgrünen Teil vom Lauch in feine Scheiben schneiden. Das Gemüse zu den aufgetauten Erbsen geben und in etwa 10 Minuten bissfest garen.
- Den Apfel schälen, halbieren, vom Kerngehäuse befreien und in feine Streifen schneiden. Den Lachsschinken in Streifen schneiden. Apfelstücke und Lachsschinken mit dem gekochten Gemüse vermengen.
- Den Senf mit Essig, Öl und Joghurt verrühren und über den Salat geben. Etwa 15 Minuten ziehen lassen.
- Den Schnittlauch waschen und in kleine Röllchen schneiden. Die Limette heiß abwaschen, abtrocknen, sehr dünn schälen und die Schale fein hacken. Die Limette auspressen. Saft und Schale mit dem Schnittlauch unter den Salat geben und mit Salz und Pfeffer abschmecken.

Fett-Plus-Variante:

- Den Rinderbraten in Würfel schneiden und unter den Salat geben.

2. Tag

Frühstück: Gurkenknäcke

1 Portion enthält:
119 Kilokalorien
3 g Fett

Zutaten für 4 Portionen:
8 Scheiben Knäckebrot, 4 EL Tomatenmark, 1 Salatgurke (400 g), 2 EL Sesam

Zubereitungszeit: etwa 15 Minuten

- Das Knäckebrot mit dem Tomatenmark dünn bestreichen.
- Die Salatgurke waschen, in Scheiben schneiden und auf die Knäckebrotscheiben legen.
- Den Sesam in einer Pfanne ohne Fett kurz bräunen und über die Gurken geben.

Das empfehle ich Ihnen

Geben Sie Nüssen und Samen mehr Geschmack, indem Sie sie kurz rösten. Da Sesam, Walnüsse und Mandeln aber selbst sehr viel Fett enthalten, brauchen Sie keines mehr zuzugeben, wenn Sie die Pfanne nicht zu stark erhitzen. Nach Möglichkeit verwenden Sie eine antihaft-beschichtete Pfanne.

Zwischendurch: Joghurt-Blitz-Drink

1 Portion enthält:
98 Kilokalorien
0 g Fett

Zutaten für 4 Portionen:
400 g Magermilchjoghurt, 200 ml Traubensaft, 200 ml Apfelsaft, Zimt

Zubereitungszeit: etwa 1 Minute

- Den Joghurt mit dem Trauben- und dem Apfelsaft verrühren und mit Zimt würzen.

Mittags: Spiralnudeln mit Rucola und Tomaten

1 Portion enthält:
537 Kilokalorien
10 g Fett

Zutaten für 4 Portionen:
150 g Rucola, 1 Zwiebel, 1 Knoblauchzehe, 500 g Cocktailtomaten, 500 g Spiralnudeln, Jodsalz, 1 EL Olivenöl, Currypulver, Pfeffer, 30 g Parmesan

Zutat für Fett-Plus-Variante:
4 EL Crème fraîche

Zubereitungszeit: etwa 45 Minuten

- Den Rucola waschen, putzen, von harten, langen Stielen befreien und in schmale Streifen schneiden.
- Die Zwiebel und die Knoblauchzehe schälen und hacken. Die Cocktailtomaten waschen, putzen und vierteln.
- Die Spiralnudeln in reichlich Salzwasser in etwa 10 Minuten garen.
- Das Olivenöl in einem großen Topf erhitzen und die gehackte Zwiebel und den Knoblauch darin dünsten. Den Rucola und die Tomaten darin kurz mitdünsten.
- Die abgetropften Nudeln unter den Rucola und die Tomaten geben und mit Curry, Salz und Pfeffer würzen.
- Den Parmesan reiben und über die Nudeln geben.

Fett-Plus-Variante:
- Unter die Nudeln zum Schluss die Crème fraîche geben.

Das empfehle ich Ihnen

Machen Sie sich die Mühe und reiben Sie den Parmesan erst kurz vor dem Servieren. Dann hat er sein volles Aroma und Sie brauchen viel weniger bei gleichem Geschmack. So sparen Sie schnell einige Gramm Fett ein.

Dessert: Knuspriger Apfeljoghurt

1 Portion enthält:
130 Kilokalorien
1 g Fett

Zutaten für 4 Portionen:
1 großer, weicher Apfel, 8 EL Cornflakes, 600 g Magermilchjoghurt, 1 EL Mandelblättchen, 1 Päckchen Vanillezucker

Zubereitungszeit: etwa 10 Minuten

- Den Apfel schälen, halbieren, vom Kerngehäuse befreien, in kleine Würfel schneiden und mit den Cornflakes unter den Joghurt rühren.
- Die Mandelblättchen in einer Pfanne ohne Fett bräunen. Den Joghurt mit Vanillezucker süßen und mit Mandelblättchen bestreuen.

Zwischendurch: Melonen-Kiwi-Salat

1 Portion enthält:
99 Kilokalorien
1 g Fett

Zutaten für 4 Portionen:
1 kleine Zuckermelone, 8 Kiwis

Zubereitungszeit: etwa 10 Minuten

- Die Melone halbieren, die Kerne herauslösen, das Fruchtfleisch von der Schale lösen und kleinschneiden. Die Kiwis schälen und in Scheiben schneiden, mit den Melonenstücken vermengen.

Abends: Eisbergsalat mit Mangos

1 Portion enthält:
95 Kilokalorien
5 g Fett

Zutaten für 4 Portionen:
1 Eisbergsalat, 2 große Mangos, 1 Bund Radieschen, roter Pfeffer, 2 Zitronen, 2 EL Olivenöl, 2 EL Gemüsebrühe, Jodsalz, Pfeffer, 1 Bund Petersilie

Zutat für Fett-Plus-Variante:
2 Eier

Zubereitungszeit: etwa 30 Minuten

- Den Eisbergsalat waschen, putzen und in Streifen schneiden.
- Die Mangos schälen, links und rechts vom Stein durchschneiden. Das Fruchtfleisch in Stücke schneiden. Die Radieschen waschen, putzen, in Streifen schneiden und mit den Mangostücken zum Salat geben.
- Den roten Pfeffer im Mörser grob zerdrücken. Die Zitronen auspressen, den Saft mit dem Olivenöl und der Gemüsebrühe verrühren. Mit Salz, Pfeffer und rotem Pfeffer würzen.
- Die Sauce über den Salat geben und 10 Minuten durchziehen lassen. Die Petersilie waschen, die Blättchen hacken und über den Salat geben.

Fett-Plus-Variante:

- Die Eier in etwa 10 Minuten hart kochen, pellen, in Scheiben schneiden und zum Salat geben.

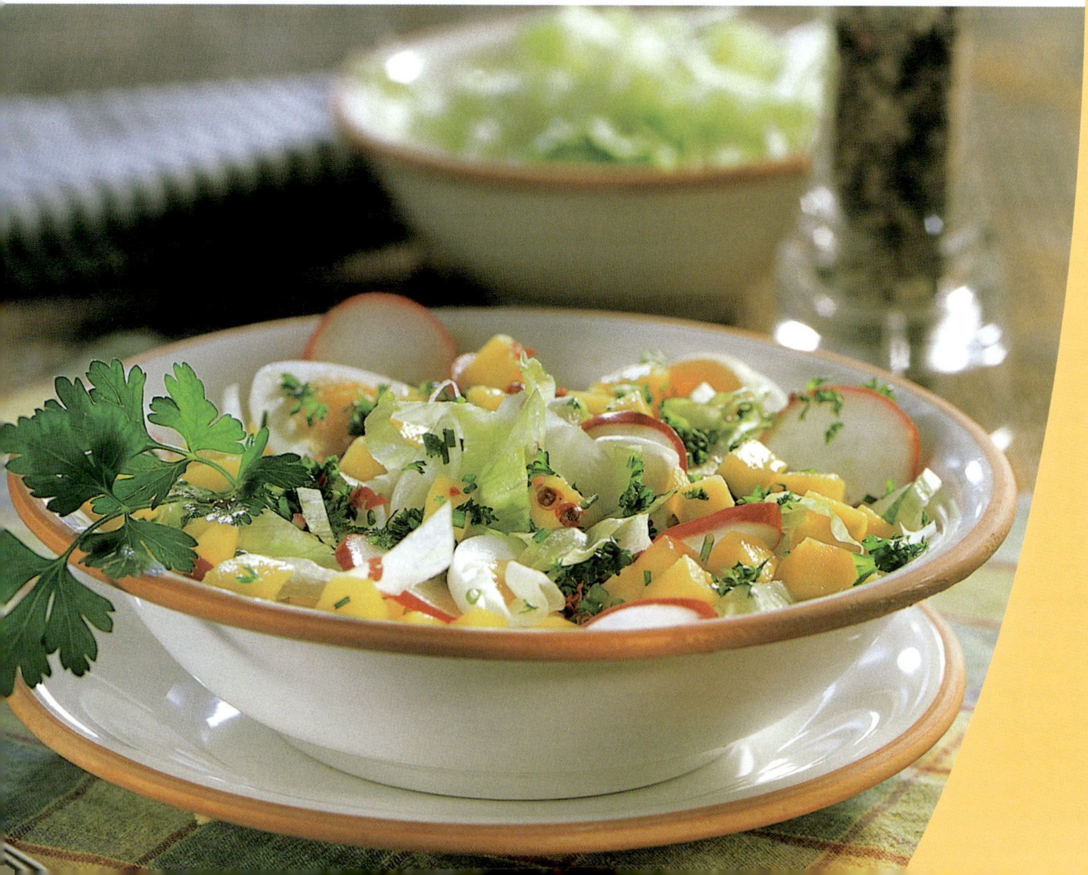

3. Tag

Frühstück: Möhrenmüsli mit Mandeln

1 Portion enthält:
129 Kilokalorien
4 g Fett

Zutaten für 4 Portionen:
$^1/_2$ Zitrone, 400 g Möhren, 50 g Rosinen, 1 EL Mandelmus, 150 ml Orangensaft, 2 EL Mandelblättchen

Zubereitungszeit: etwa 10 Minuten

- Die Zitrone auspressen. Die Möhren schälen, grob raspeln und sofort mit Zitronensaft vermengen.
- Die Rosinen mit Mandelmus und Orangensaft verrühren und unter die Möhren geben.
- Die Mandelblättchen ohne Fett in einer Pfanne leicht bräunen und über das Möhrenmüsli geben.

Zwischendurch: Himbeerjoghurt mit Zimt

1 Portion enthält:
82 Kilokalorien
0 g Fett

Zutaten für 4 Portionen:
400 g Himbeeren (frisch oder tiefgekühlt), 400 g Magermilchjoghurt, 1 EL Zucker, 1 TL Zimtpulver

Zubereitungszeit: etwa 5 Minuten

- Die frischen Himbeeren waschen und putzen oder die tiefgekühlten Beeren in einem Topf bei kleinster Hitze kurz auftauen lassen. Himbeeren mit dem Joghurt, Zucker und Zimt verrühren.

Mittags: Gemüsespieße mit Curryreis

1 Portion enthält:
310 Kilokalorien
14 g Fett

Zutaten für 4 Portionen:
150 g brauner Langkornreis, Jodsalz, 2 mittelgroße Zucchini, 1 Aubergine, 2 große gelbe Paprikaschoten, 12 Cocktailtomaten, 5 EL Olivenöl, 24 kleine Champignon, 1 Zweig Rosmarin, 1 Zweig Thymian, 1 Knoblauchzehe, Curry, Pfeffer
Außerdem: 12 lange Grillspieße

Zutat für Fett-Plus-Variante:
100 g Sahne

Zubereitungszeit: etwa 35 Minuten

- Reis mit 300 Milliliter Salzwasser aufkochen und im geschlossenen Topf bei geringer Hitze etwa 30 Minuten quellen lassen. Inzwischen Zucchini, Aubergine, Paprikaschoten und Tomaten waschen. Paprikaschoten halbieren, von Kernen und weißen Trennhäuten befreien.
- Paprikaschoten und Auberginen in große Stücke und Zucchini in dicke Scheiben schneiden. Gemüsestücke in einem Esslöffel heißem Öl kurz dünsten. Champignons mit einem Küchentuch abreiben.
- Abwechselnd die gedünsteten Gemüsestücke, Cocktailtomaten und Champignons auf zwölf lange Grillspieße stecken. Restliches Öl erhitzen. Rosmarin- und Thymianblätter hineingeben. Den Knoblauch schälen, grob hacken und ins heiße Öl geben. Darin die Gemüsespieße von allen Seiten anbraten und mit Salz und Pfeffer würzen.
- Den gegarten Reis mit Salz und Curry pikant abschmecken. Die Gemüsespieße auf dem Curryreis servieren.

Fett-Plus-Variante:
- Den Bratensatz mit Sahne ablöschen und über die Spieße geben.

Das empfehle ich Ihnen

Wenn Sie keinen frischen Rosmarin und Thymian erhalten, können Sie auch getrocknete Kräuter mit ins Öl geben. Die Kräuter und den Knoblauch nicht zu stark erhitzen, sonst bilden sich Bitterstoffe.

Dessert: Birnenpüree mit Nelken

1 Portion enthält:
101 Kilokalorien
0 g Fett

Zutaten für 4 Portionen:
2 Eiweiße, 2 EL Zucker, 4 mürbe süße Birnen, 2 TL Zitronensaft, Nelkenpulver

Zubereitungszeit: etwa 5 Minuten

- Die Eiweiße steif schlagen, dabei einen Esslöffel Zucker zugeben.
- Die Birnen halbieren, vom Kerngehäuse befreien und auf einer Reibe sehr fein reiben, dabei die Schale zurücklassen.
- Das Birnenpüree sofort mit etwas Zitronensaft verrühren, unter den Eischnee geben und mit Nelkenpulver und Zucker abschmecken.

Zwischendurch: Apfel-Radieschen-Salat

1 Portion enthält:
59 Kilokalorien
0 g Fett

Zutaten für 4 Portionen:
1 kleine Zwiebel, 8 Radieschen, $^1/_2$ Bund Schnittlauch, 1 Zitrone, 4 Äpfel, Jodsalz, Pfeffer

Zubereitungszeit: etwa 10 Minuten

- Die Zwiebel schälen und kleinschneiden. Die Radieschen waschen, putzen und in schmale Stifte schneiden. Den Schnittlauch waschen und hacken.
- Die Zitrone auspressen. Die Äpfel waschen, putzen, vom Kerngehäuse befreien und in Würfel schneiden. Die Zwiebeln, Radieschen und den gehackten Schnittlauch mit dem Zitronensaft zu den Apfelwürfeln geben, mit Salz und Pfeffer würzen.

Abends: Champignon-Orangen-Salat

1 Portion enthält:
88 Kilokalorien
1 g Fett

Zutaten für 4 Portionen:
2 Zweige Estragon, 3 Orangen, 1 Zitrone, 100 g Magermilchjoghurt, 1 EL Tomatenmark, 100 g kleine Champignons, 1 Chicorée, 100 g verzehrfertige Krabben, Jodsalz, Pfeffer

Zutaten für Fett-Plus-Variante:
2 Avocados, Saft von 1 Zitrone

Zubereitungszeit: etwa 15 Minuten

- Die Estragonblätter waschen, trockenschwenken und grob hacken.
- Eine Orange und die Zitrone auspressen. Die Säfte mit Joghurt, Tomatenmark und Estragonblättern verrühren.
- Zwei Orangen so schälen, dass keine weißen Fruchthäute mehr zurückbleiben; die Orangenfilets an den Zwischenhäuten entlang heraustrennen.
- Die Champignons mit einem Küchentuch abreiben, putzen und in feine Scheiben schneiden. Den Chicorée waschen, putzen, vom Strunk befreien und in mundgerechte Stücke schneiden. Krabben mit Champignonscheiben, Orangenfilets und Chicorée vermengen.
- Die Salatsauce sofort über den Salat geben und mit Salz und Pfeffer würzen.

Fett-Plus-Variante:
- Die Avocados aufschneiden und den Stein heraustrennen. Die Avocadohälften mit Zitronensaft einreiben und den Salat in die Hälften geben. Restlichen Salat zu den gefüllten Avocados servieren.

4. Tag

Frühstück: Energy-Knäcke

1 Portion enthält:
232 Kilokalorien
3 g Fett

Zutaten für 4 Portionen:
200 g Hüttenkäse, 2 EL Honig, 12 Scheiben Knäckebrot, 4 Pfirsiche, 1 EL Pistazien

Zubereitungszeit: etwa 10 Minuten

- Den Hüttenkäse mit dem Honig verrühren und auf die Knäckebrote streichen.
- Die Pfirsiche waschen, abreiben, halbieren, vom Stein befreien und in Spalten schneiden. Pfirsichspalten auf die Knäckebrote legen und mit den Pistazien bestreuen.

Das empfehle ich Ihnen

Anstelle der vier Pfirsiche können Sie auch vier Nektarinen oder acht bis zehn Aprikosen nehmen.

Zwischendurch: Gurkenstifte im Lachsschinkenmantel

1 Portion enthält:
81 Kilokalorien
2 g Fett

Zutaten für 4 Portionen:
$^1/_2$ Bund Schnittlauch, 8 kleine Cornichon-Gurken, 8 Scheiben Lachsschinken, 600 ml Gemüsesaft

Zubereitungszeit: etwa 5 Minuten

- Den Schnittlauch waschen und trockenschwenken. Die Gurken längs in jeweils vier schmale Streifen schneiden, je vier Gurkenscheiben in die Lachsschinken-Scheiben einrollen und mit Schnittlauchhalmen zusammenbinden.
- Zu den Röllchen ein Glas Gemüsesaft trinken.

Mittags: Gefüllte Kohlrouladen

1 Portion enthält:
262 Kilokalorien
13 g Fett

Zutaten für 4 Portionen:
75 g parboiled Vollkornreis, Jodsalz, 1 Weißkohlkopf, 3 Zwiebeln, 1 Knoblauchzehe, 1 große Aubergine (500 g), 2 Zucchini, je 1 rote und gelbe Paprikaschote, 3 EL Olivenöl, Pfeffer, getrockneter Thymian und Oregano, 50 g Parmesan, 50 ml Gemüsebrühe
Außerdem: Holzspieße, Öl für die Form

Zutaten für Fett-Plus-Variante:
1 EL Butter, 1 EL Mehl, 250 ml Magermilch, Jodsalz

Zubereitungszeit: etwa 45 Minuten plus 20 Minuten Backzeit

- Den Reis in 200 Milliliter kochendes Salzwasser geben und bei geringer Hitze im geschlossenen Topf etwa 20 Minuten quellen lassen.
- Acht äußere Weißkohlblätter ablösen und in kochendem Salzwasser blanchieren. Zwiebeln und Knoblauch schälen und kleinschneiden.
- Die Aubergine und die Zucchini waschen, putzen und in Würfel schneiden. Die Paprikaschoten waschen, halbieren, von Kernen und weißen Trennhäuten befreien und in Würfel schneiden.
- Zwiebeln und Knoblauch im heißen Öl dünsten, die Gemüsewürfel etwa 10 Minuten mitdünsten. Den Backofen auf 200 °C vorheizen.
- Den gekochten Reis zugeben, mit Salz, Pfeffer, Thymian und Oregano würzen. Den Parmesan reiben und unter die Masse mengen. Die Masse in die Kohlblätter geben, die Blätter aufrollen, mit Holzspießen schließen und in eine gefettete Auflaufform geben. Mit der Brühe übergießen und im vorgeheizten Backofen (Umluft 180 °C) etwa 20 Minuten garen.

Fett-Plus-Variante:

- Die Butter erhitzen, das Mehl hineinstreuen und kurz verrühren; es soll nicht braun werden. Die Milch nach und nach zugeben, alles aufkochen und ständig umrühren. Die Sauce zu den Rouladen geben.

DIE ERSTE ABNEHMWOCHE

Dessert: Bananen mit Kokosjoghurt

1 Portion enthält:
151 Kilokalorien
1 g Fett

Zutaten für 4 Portionen:
2 EL Zucker, 4 EL kernige Haferflocken, Apfelsaft, 200 g Kokosmilch, 400 g fettarmer Joghurt, 4 Bananen

Zubereitungszeit: etwa 10 Minuten

- In einer Pfanne den Zucker bei starker Hitze verflüssigen, die Haferflocken zugeben und karamelisieren lassen. Sollten die Flocken aneinander kleben, etwas Apfelsaft zugeben, bis sie sich voneinander lösen.
- Die Haferflocken-Krokant-Mischung mit der Kokosmilch und dem Joghurt cremig rühren.
- Die Bananen schälen, in dicke Scheiben schneiden und mit dem Kokos-Krokant-Joghurt übergießen.

Das empfehle ich Ihnen

Dieses Dessert können Sie leicht in einen leckeren Drink verwandeln. Dazu anstelle der groben Haferflocken Instantflocken nehmen und alle Zutaten im Mixer pürieren, mit reichlich Apfelsaft verdünnen. Wer diesen Fitnessdrink mit zur Arbeit nimmt, sollte ihn vor dem Trinken nochmals gut verrühren.

Zwischendurch: Trauben (pro Person 100 g)

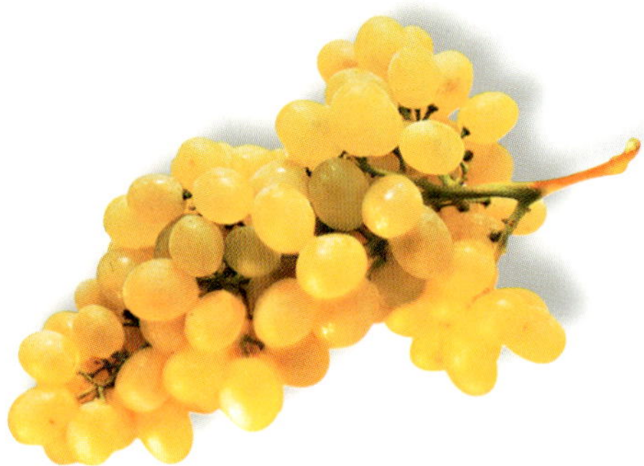

Abends: Bunter Blattsalat

1 Portion enthält:
105 Kilokalorien
7 g Fett

Zutaten für 4 Portionen:
1 kleiner Kopfsalat, 1 Romanasalat, 2 rote Paprikaschoten, 3 Tomaten, 8 grüne kernlose Oliven, 1 Bund Petersilie, 1 Zitrone, 2 EL Olivenöl, 2 EL Apfelessig, 4 EL Gemüsebrühe, Jodsalz, Pfeffer

Zutat für Fett-Plus-Variante:
3 Eier

Zubereitungszeit: etwa 30 Minuten

- Den Kopfsalat und den Romanasalat waschen, putzen und in mundgerechte Stücke teilen.
- Die Paprikaschoten waschen, halbieren, von Kernen und weißen Trennhäuten befreien und in Stifte schneiden.
- Die Tomaten waschen, putzen, achteln und mit den Oliven, Salatblättern und Paprikastiften vermengen.
- Die Petersilie waschen, trockenschwenken und fein hacken. Die Zitrone auspressen. Gehackte Petersilie, Zitronensaft, Öl, Essig und Gemüsebrühe verrühren, über den Salat geben und mit Salz und Pfeffer abschmecken.

Fett-Plus-Variante:
- Die Eier in 10 Minuten hart kochen, pellen und grob hacken. Auf dem Salat anrichten.

Das empfehle ich Ihnen

Etwas gehaltvoller, aber dennoch nicht fettreicher wird dieser Salat, wenn Sie vier mittelgroße Pellkartoffeln garen, schälen, in kleine Würfel schneiden und unter den Salat geben.

5. Tag

Frühstück: Saftiger Morgengruß

1 Portion enthält:
177 Kilokalorien
1 g Fett

Zutaten für 4 Portionen:
4 Kiwis, 2 Bananen, 200 g Himbeeren (frisch oder tiefgekühlt), 200 g Buttermilch, 200 ml Birnensaft, Mineralwasser, 2 Päckchen Vanillezucker, Kakaopulver

Zubereitungszeit: etwa 5 Minuten

- Die Kiwis und Bananen schälen, die frischen Himbeeren waschen und putzen oder die tiefgekühlten Himbeeren in einem Topf bei kleinster Hitze kurz antauen lassen.
- Die Früchte mit der Buttermilch und dem Birnensaft pürieren, eventuell etwas Mineralwasser zugeben.
- Den Drink mit Vanillezucker und Kakaopulver abschmecken.

Zwischendurch: Apfelknäcke

1 Portion enthält:
182 Kilokalorien
1 g Fett

Zutaten für 4 Portionen:
8 Scheiben Knäckebrot, 8 EL Hüttenkäse, 4 Äpfel, 1 Bund Schnittlauch, 4 Möhren

Zubereitungszeit: etwa 5 Minuten

- Die Knäckebrotscheiben mit dem Hüttenkäse bestreichen.
- Die Äpfel waschen, halbieren, vom Kerngehäuse befreien und in schmale Spalten teilen. Die Spalten auf die Knäckebrotscheiben legen.
- Den Schnittlauch waschen, in kleine Röllchen schneiden. Die Knäckebrotscheiben mit dem Schnittlauch bestreuen.
- Zum Apfelknäcke eine Möhre essen.

Mittags: Lauchkartoffeln

1 Portion enthält:
376 Kilokalorien
15 g Fett

Zutaten für 4 Portionen:
1 kg Kartoffeln, 2 Lauchstangen, 2 Zwiebeln, 2 EL Rapsöl, 800 ml Fleischbrühe, Muskat, Jodsalz, Pfeffer, 2 EL Paniermehl, 2 EL Butter
Außerdem: Fett für die Form

Zutat für Fett-Plus-Variante:
50 g Emmentaler Käse

Zubereitungszeit: etwa 40 Minuten, plus 15 Minuten Backzeit

- Den Ofen auf 200 °C vorheizen. Kartoffeln schälen und in Scheiben schneiden. Lauch einschneiden, unter fließendem Wasser waschen, putzen und den weißen und hellgrünen Teil in Scheiben schneiden.
- Die Zwiebeln schälen, in kleine Würfel schneiden und im heißen Öl glasig dünsten. Kartoffeln und Lauch zu den Zwiebeln geben. Mit der Brühe ablöschen und etwa 20 Minuten im geschlossenen Topf bei mittlerer Hitze garen. Mit Muskat, Salz und Pfeffer pikant würzen.
- Das Gemüse in eine mittelgroße, gefettete Auflaufform geben und mit Paniermehl und Butterflöckchen bestreuen. Im Backofen im vorgeheizten Backofen (Umluft 180 °C) etwa 15 Minuten garen.

Fett-Plus-Variante:
- Den Käse reiben, vor dem Backen über den Auflauf streuen.

Dessert: Süßer Sanddornkefir

1 Portion enthält:
70 Kilokalorien
2 g Fett

Zutaten für 4 Portionen:
500 g fettarmer Kefir, 4 EL Sanddornsaft, 1 EL Zimt

Zubereitungszeit: etwa 2 Minuten

- Den Kefir mit dem Sanddornsaft und dem Zimt verrühren.

Zwischendurch: Cocktailtomaten (pro Person 100 g)

Abends: Melonensalat mit Schinken

1 Portion enthält:
188 Kilokalorien
7 g Fett

Zutaten für 4 Portionen:
1 Galia-Melone, 1 Charantais- oder Cantalup-Melone, $^{1}/_{2}$ Salatgurke, 2 Limetten, 100 g magerer roher Schinken, 2 EL Walnussöl, grüner Pfeffer, 1 Bund Minze

Zutat für Fett-Plus-Variante:
2 EL gehackte Walnüsse

Zubereitungszeit: etwa 35 Minuten

- Die Melonen halbieren, von den Kernen befreien, das Fruchtfleisch aus der Schale lösen und in große Würfel schneiden. Die Salatgurke schälen und in feine Scheiben schneiden.
- Die Limetten heiß abwaschen, abtrocknen und die Schale fein abreiben. Limetten auspressen. Den Schinken in Streifen schneiden, in einer Pfanne ohne Fett kurz braten, mit Limettensaft ablöschen.
- Die Schinkenstreifen mit Limettensaft, -schale, Walnussöl, Melonen- und Gurkenstücken vermengen. Mit Pfeffer abschmecken. Die Minze waschen, trockenschwenken und Minzeblätter über den Salat geben.

Fett-Plus-Variante:

- Die gehackten Walnüsse über den Salat geben.

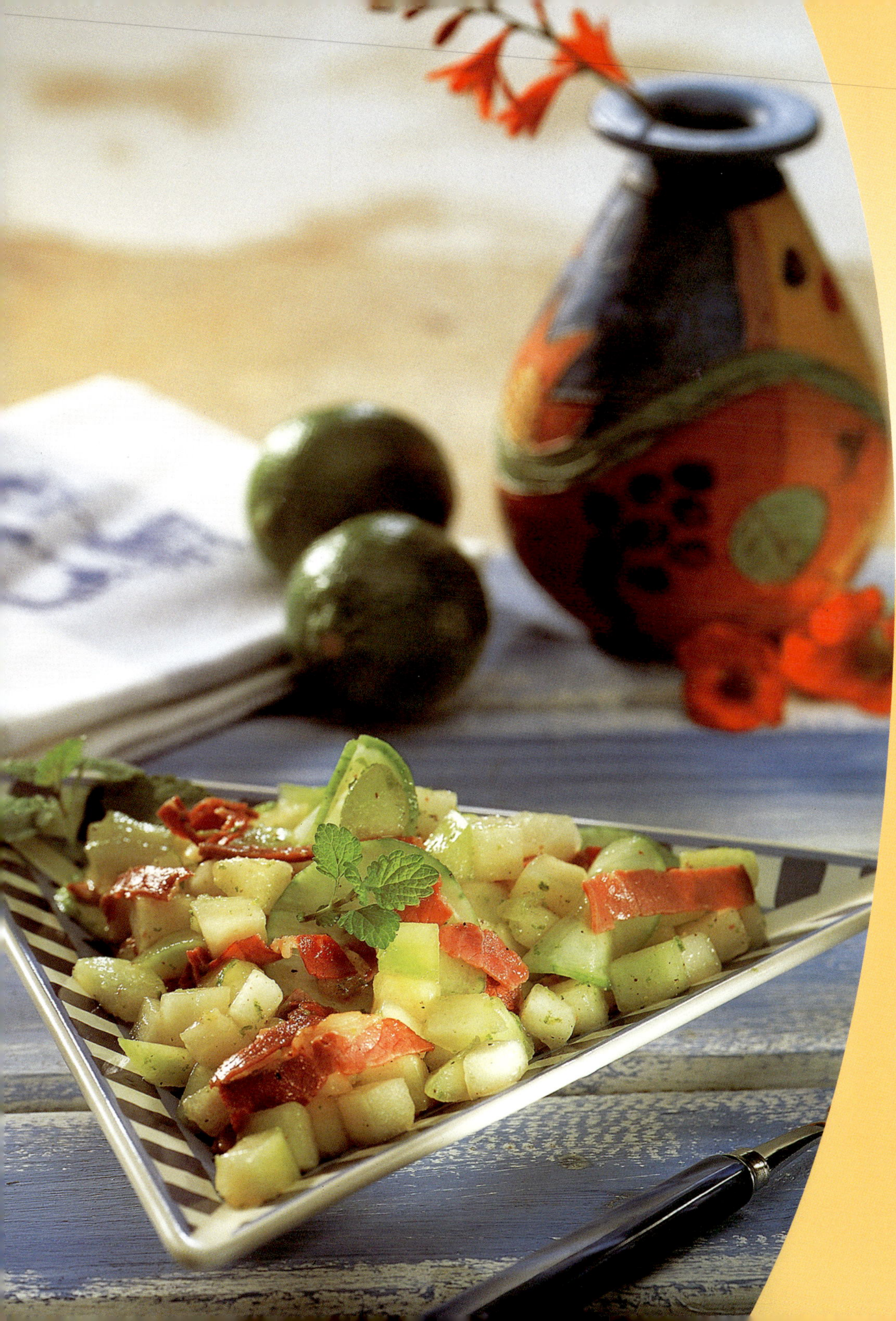

6. Tag

Frühstück: Morgenmuffel-Müsli

1 Portion enthält:
397 Kilokalorien
4 g Fett

Zutaten für 4 Portionen:
4 Bananen, 200 ml Magermilch, 4 EL Beerenkonfitüre, 200 g kernige Haferflocken, 3 EL Rosinen

Zubereitungszeit: etwa 5 Minuten

- Die Bananen schälen, mit der Milch und der Beerenkonfitüre pürieren, über die Haferflocken geben und mit Rosinen servieren.

Zwischendurch: Süße und pikante Reiswaffeln

1 Portion enthält:
141 Kilokalorien
2 g Fett

Zutaten für 4 Portionen:
8 Reiswaffeln, 100 g Magerquark, 100 g kernlose Weintrauben, 4 Scheiben Lachsschinken, Pfeffer, 800 ml Gemüsesaft

Zubereitungszeit: etwa 10 Minuten

- Die Reiswaffeln mit dem Magerquark bestreichen.
- Die Weintrauben waschen, abtrocknen, von den Stängeln zupfen, halbieren und auf vier Reiswaffeln verteilen.
- Den Lachsschinken vom Fettrand befreien und auf die restlichen Reiswaffeln legen, mit etwas Pfeffer würzen.
- Den Gemüsesaft zu den Reiswaffeln trinken.

Das empfehle ich Ihnen

Wenn Sie morgens noch nicht viel essen können, achten Sie besonders darauf, dass Ihnen das zweite Frühstück genügend Kohlenhydrate in Form von Getreide und Obst liefert. Sonst kapitulieren Konzentration und Muskelkraft. Die Folge: Sie werden schlapp, bewegen sich kaum noch und verbrennen weniger Kalorien.

Mittags: Würziger Weißkohltopf mit Äpfeln

1 Portion enthält:
215 Kilokalorien
13 g Fett

Zutaten für 4 Portionen:
1 kg Weißkohl, 100 g Salami, 2 Zwiebeln, 1 EL Rapsöl, 300 ml Rindfleischbrühe, $^1/_2$ TL Kümmel, 2 EL Weißweinessig, 2 säuerliche Äpfel, Jodsalz, Pfeffer

Zutat für Fett-Plus-Variante:
50 g Salami

Zubereitungszeit: etwa 70 Minuten

- Den Weißkohl von den äußeren Blättern und dem Strunk befreien, halbieren und in Streifen schneiden. Die Salami in Würfel schneiden. Die Zwiebeln schälen, in Würfel schneiden.
- In einem großen Topf das Öl erhitzen, die Zwiebelwürfel darin glasig dünsten, die Salamiwürfel und den Kohl zugeben, etwa 10 Minuten kräftig dünsten und mit Brühe ablöschen. Kümmel und Essig zugeben und etwa 30 Minuten bei geringer Hitze garen.
- Die Äpfel schälen, halbieren, vom Kerngehäuse befreien und kleinschneiden. Zum Kohl geben und noch etwa 15 Minuten garen. Mit Salz und Pfeffer abschmecken.

Fett-Plus-Variante:
- Die Salami kleinschneiden und vor dem Servieren über den Kohl streuen.

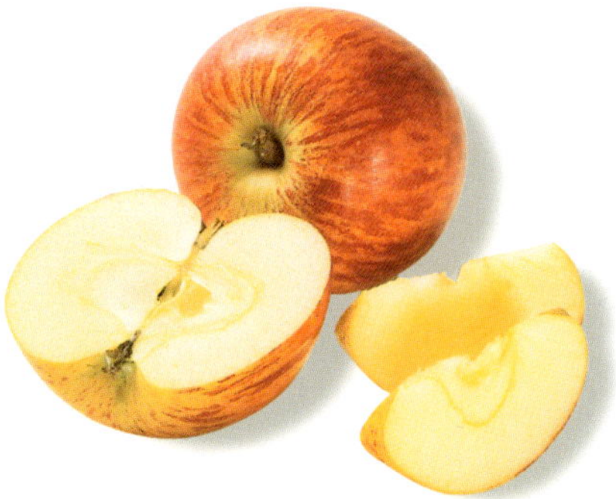

Dessert: Hirse-Kirsch-Creme

1 Portion enthält:
158 Kilokalorien
1 g Fett

Zutaten für 4 Portionen:
250 ml Magermilch, 100 g Hirse, 100 g Magermilchjoghurt, 100 g Kirschen (aus dem Glas), Zimt, 2 Päckchen Vanillezucker

Zubereitungszeit: etwa 35 Minuten

- Die Milch kochen, die Hirse zugeben und bei geringer Hitze etwa 30 Minuten quellen lassen.
- Den Joghurt mit den Kirschen pürieren und zugeben, mit Zimt und Vanillezucker würzen.

Zwischendurch: Frischer Fitness-Smoothie

1 Portion enthält:
80 Kilokalorien
0 g Fett

Zutaten für 4 Portionen:
200 g tiefgekühlte Erdbeeren, 400 g Magermilchjoghurt, 200 ml Birnensaft, Nelkenpulver

Zubereitungszeit: etwa 3 Minuten

- Die Erdbeeren in einem Topf bei kleinster Hitze kurz antauen und mit dem Magermilchjoghurt und dem Birnensaft in einem Mixer oder in einer Haushaltsmaschine pürieren, mit wenig Nelkenpulver abschmecken. Kalt servieren.

Das empfehle ich Ihnen

Smoothies aus Magermilchprodukten sind ideale Drinks zum Abnehmen. Sie werden vor allem aus Früchten gemacht, und dazu können dann Joghurt, Dickmilch, Kefir oder Buttermilch kommen. In aller Regel werden sie kühl und frisch getrunken, schmecken sahnig-cremig und vertreiben jeden Hunger – meist ohne ein Gramm Fett.

Abends: Kräuter-Kopfsalat

1 Portion enthält:
82 Kilokalorien
5 g Fett

Zutaten für 4 Portionen:
1 Kopfsalat, 10 Radieschen, 1 Kästchen Kresse, 1 Bund Schnittlauch, 1 Bund Kerbel, 1 Zitrone, 200 g Magermilchjoghurt, 2 EL Walnussöl, Zucker, Jodsalz, Pfeffer

Zutaten für Fett-Plus-Variante:
2 Knoblauchzehen, 4 EL Walnussöl, 4 Scheiben Toastbrot

Zubereitungszeit: etwa 20 Minuten

- Den Kopfsalat waschen, putzen, trockenschleudern und in mundgerechte Stücke teilen. Die Radieschen waschen, putzen und in feine Scheiben schneiden.
- Kresse, Schnittlauch und Kerbel waschen, trockenschwenken und hacken. Die Zitrone auspressen.
- Den Joghurt mit Zitronensaft, Walnussöl und wenig Zucker verrühren, die gehackten Kräuter zugeben und die Sauce mit Salz und Pfeffer kräftig abschmecken.
- Die Sauce unter den Kopfsalat und die Radieschenscheiben geben.

Fett-Plus-Variante:
- Die Knoblauchzehen schälen, durch eine Knoblauchpresse drücken. In einer breiten Pfanne das Walnussöl erhitzen und den Knoblauch darin bei geringer Hitze dünsten.
- Die Toastbrotscheiben diagonal teilen und im Knoblauchöl goldbraun ausbacken. Zum Salat geben.

Das empfehle ich Ihnen

Damit ein Blattsalat wie Radicchio, Eichblatt oder Kopfsalat lange knackig und frisch bleibt, legen Sie ihn verpackt in Zeitungspapier ins Gemüsefach des Kühlschranks. Das Papier sorgt dafür, dass der Salat nicht trocken wird und sich kein Kondenswasser an seinen Blättern absetzt, sonst könnte der Salat schnell faulen.

7. Tag

Frühstück: Brötchen mit Kiwicreme

1 Portion enthält:
354 Kilokalorien
2 g Fett

Zutaten für 4 Portionen:
4 Kiwis, 2 Bananen, 1 Vanilleschote,
8 Brötchen, 50 g Magerquark

Zubereitungszeit: etwa 10 Minuten

- Die Kiwis und die Bananen schälen und zusammen pürieren. Die Vanilleschote längs aufschneiden, das Mark mit einem Messer herauskratzen und unter das Fruchtpüree rühren.
- Die Brötchen aufschneiden, sehr dünn mit Magerquark und dem Fruchtpüree bestreichen.

Zwischendurch: Wellness-Drink

1 Portion enthält:
95 Kilokalorien
0 g Fett

Zutaten für 4 Portionen:
2 Aprikosen, 1 Papaya, 2 Orangen,
4 EL Kokosmilch, 200 ml Traubensaft,
Mineralwasser

Zubereitungszeit: etwa 10 Minuten

- Aprikosen mit kochendem Wasser übergießen, häuten, halbieren und entkernen. Die Papaya schälen, halbieren und von den Kernen befreien. Die Orangen so schälen, dass keine weißen Fruchthäute mehr zurückbleiben; die Orangenfilets an den Zwischenhäuten entlang heraustrennen.
- Die Früchte mit der Kokosmilch und dem Traubensaft pürieren. Den Drink mit etwas Mineralwasser verdünnen.

Mittags: Schweinelende mit Brokkoligemüse

1 Portion enthält:
462 Kilokalorien
15 g Fett

Zutaten für 4 Portionen:
800 g Kartoffeln, Jodsalz, 1 kg Brokkoli, 400 ml Gemüsebrühe, 2 EL Rapsöl, 600 g Schweinelende, Pfeffer, 100 g Schmand, Muskat, 1 Bund Petersilie

Zutat für Fett-Plus-Variante:
2 EL Mandelblättchen

Zubereitungszeit: etwa 35 Minuten

- Die Kartoffeln schälen und in Salzwasser etwa 25 Minuten garen.
- Den Brokkoli waschen, putzen, die Röschen vom Strunk trennen. Den Strunk in feine Scheiben schneiden und mit der Gemüsebrühe in einen Topf geben. Brokkoliröschen in einen Dämpfeinsatz geben, den Dämpfeinsatz auf die Gemüsebrühe setzen und bei mittlerer Hitze etwa 20 Minuten garen. Bei einem Topf ohne Dämpfeinsatz die Brokkoliröschen direkt in die Brühe geben.
- Das Öl in einer großen Pfanne erhitzen. Die Schweinelende darin von allen Seiten gut anbraten, salzen und pfeffern und bei geringer Hitze in der geschlossenen Pfanne etwa 15 Minuten ruhen lassen.
- Die Brokkoliröschen aus der Brühe nehmen, in der Pfanne mit der Schweinelende warm halten. Die Brühe mit dem feingeschnittenen Brokkolistrunk und dem Schmand zu einer Sauce pürieren. Mit Salz, Pfeffer und Muskat würzen.
- Die Petersilie waschen, trockenschwenken und die Blättchen hacken. Die Schweinelende in Scheiben schneiden, die Brokkoliröschen mit Salz, Pfeffer und Muskat würzen und mit der Sauce servieren. Dazu die Kartoffeln mit der Petersilie reichen.

Fett-Plus-Variante:

- Mandelblättchen in der Pfanne goldbraun rösten und über die Brokkoliröschen geben.

Dessert: Banane mit Apfel-Kiwi-Sauce

1 Portion enthält:
279 Kilokalorien
4 g Fett

Zutaten für 4 Portionen:
2 saure Äpfel, 1 TL Zitronensaft,
200 ml Orangensaft, 2 EL Speisestärke,
4 Kiwis, 4 Bananen, 1 EL Rapsöl,
2 EL Zucker

Zubereitungszeit: etwa 20 Minuten

- Die Äpfel schälen, halbieren, vom Kerngehäuse befreien und raspeln, mit Zitronensaft vermengen. Den Orangensaft aufkochen, Äpfel hineingeben und bei mittlerer Hitze zerfallen lassen. Speisestärke in wenig Wasser auflösen, in die Sauce geben.
- Die Kiwis schälen, eine Kiwi in Stücke schneiden, drei Kiwis pürieren. Die kleingeschnittenen und pürierten Kiwis zur Sauce geben und abkühlen lassen.
- Die Bananen schälen, längs halbieren und in einer großen Pfanne in heißem Öl bei mittlerer Hitze dünsten. Mit Zucker bestreuen und karamelisieren lassen. Mit der Apfel-Kiwi-Sauce servieren.

Zwischendurch: Torteletts mit Beerencreme

1 Portion enthält:
283 Kilokalorien
4 g Fett

Zutaten für 4 Portionen:
2 Blatt weiße Gelatine, 400 g Himbeeren,
1 Zitrone, 1 Ei, 100 g Magerquark,
3 EL Zucker, 8 Torteletts

Zubereitungszeit: etwa 20 Minuten plus 2 Stunden Kühlzeit

- Die Gelatine in Wasser einweichen. Die Beeren waschen und putzen. Die Zitrone auspressen. Das Ei trennen, Eigelb mit Quark, Zucker, Zitronensaft und Beeren zu einer Creme verrühren.
- Die Gelatine ausdrücken, in einem Topf erhitzen, bis sie flüssig wird, unter die Creme rühren. Das Eiweiß steif schlagen, unter die Creme heben, zwei Stunden kalt stellen und auf die Torteletts geben.

Abends: Scharfer Spaghettisalat

1 Portion enthält:
308 Kilokalorien
5 g Fett

Zutaten für 4 Portionen:
300 g Spaghetti, Jodsalz, 300 g Cocktailtomaten, 1 Bund Basilikum, 1 grüne Peperoni, 2 Knoblauchzehen, 3 TL Olivenöl, 1 EL Weißweinessig, Cayennepfeffer, Tabasco, Pfeffer

Zutat für Fett-Plus-Variante:
50 g Parmesan

Zubereitungszeit: etwa 3 Minuten

- Die Spaghetti in sanft kochendem Salzwasser etwa 10 Minuten kochen. Das Wasser sofort abgießen und die Spaghetti mit eiskaltem Wasser abschrecken.
- Die Cocktailtomaten vierteln. Das Basilikum waschen, trockenschleudern und die Blätter kleinschneiden. Die Peperoni waschen, halbieren, von den Kernen befreien und sehr fein schneiden. Mit den Tomatenvierteln und dem Basilikum unter die Spaghetti geben.
- Den Knoblauch schälen und durch eine Presse drücken, mit Öl und Essig zu den Nudeln geben. Mit wenig Cayennepfeffer, Tabasco, Salz und Pfeffer würzig abschmecken.

Fett-Plus-Variante:
- Den Parmesan grob reiben und über den Salat geben.

Das empfehle ich Ihnen

Essen Sie öfter Nudeln, gerade wenn Sie abnehmen wollen. Doch achten Sie auf die Saucen. Hier lauern die Dickmacher: viel Sahne, oft reichlich Öl und Käse. Der Linie wegen sollte man besser drauf verzichten, denn auch fettarme Tomatensaucen schmecken hervorragend zu Nudeln.

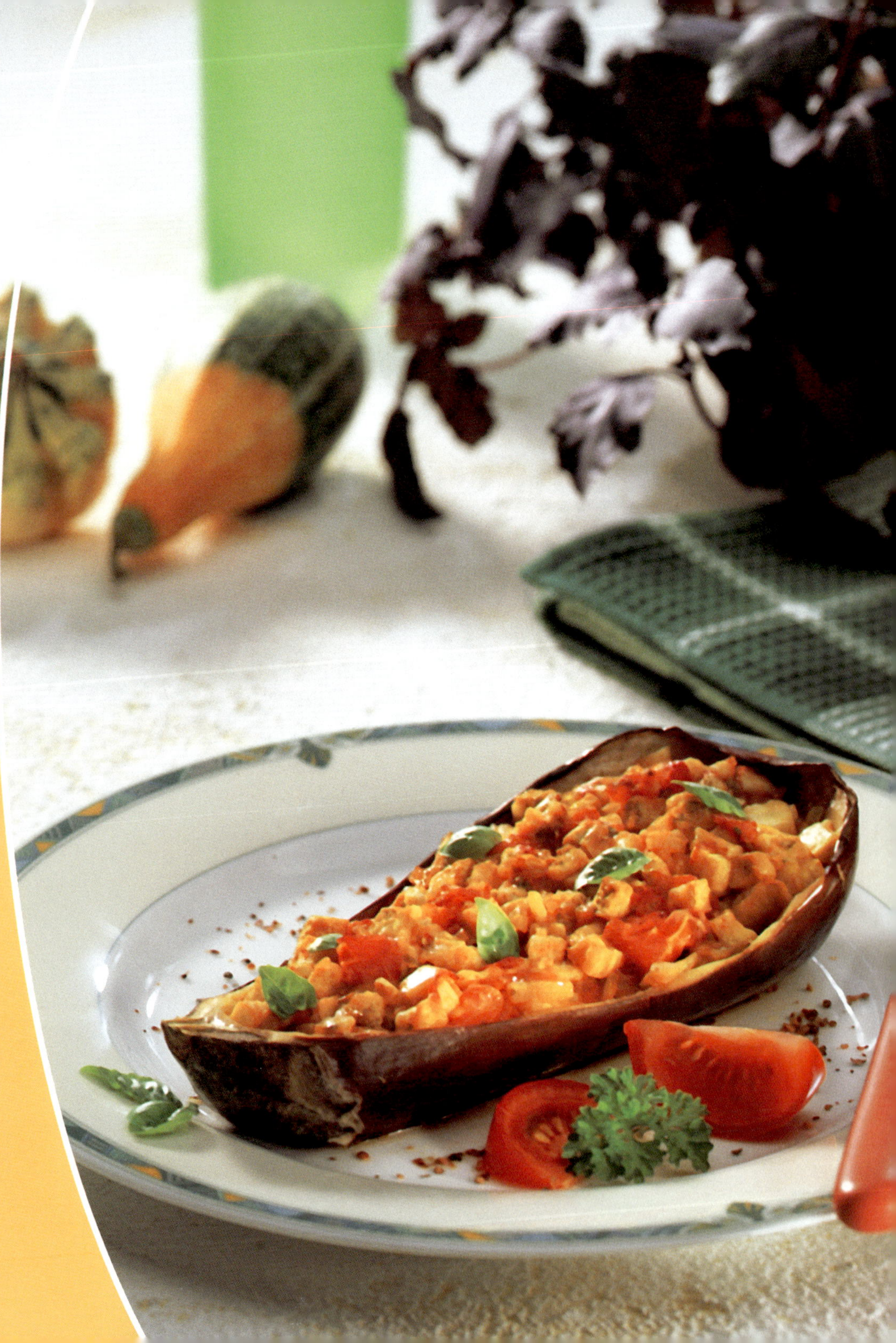

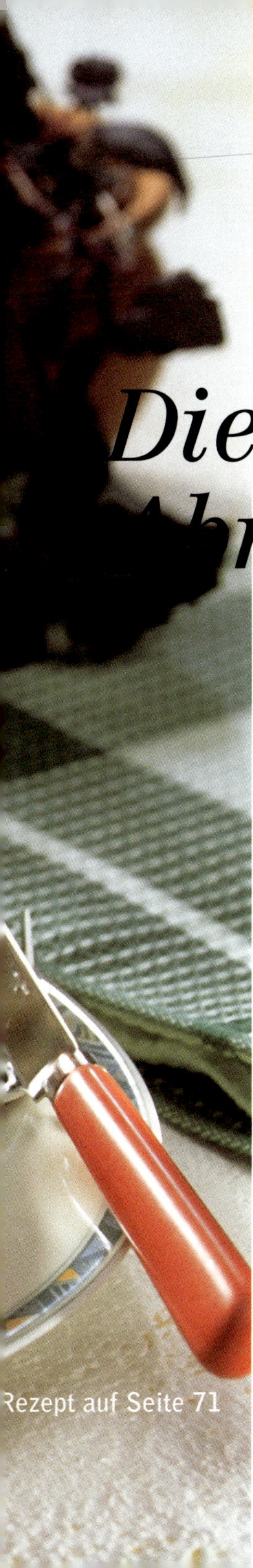

Rezept auf Seite 71

Die zweite Abnehmwoche

Eine Woche haben Sie gemeistert. Und auch die Anfangserfolge auf der Waage verbucht – Glückwunsch!
Doch die ersten verlorenen Pfunde sind oft die leichtesten. Ab jetzt könnte es schwieriger werden, noch mehr Kilos abzuspecken. Die Waage geht in den Streik und zeigt eventuell tagelang kaum ein Gramm weniger an. Mein Rat: Ruhe bewahren und die weiteren leckeren Rezepte genießen, die genauso gut schmecken wie in den ersten sieben Tagen. Damit werden Sie auch solche Diät-Durchhänger mit Leichtigkeit überbrücken.

8. Tag

Frühstück: Vollkornbrot mit Birnenquark

1 Portion enthält:
438 Kilokalorien
6 g Fett

Zutaten für 4 Portionen:
50 g Roquefort-Käse, 300 g Magerquark, $^1/_2$ kleine Zitrone, 4 Birnen, 8 Vollkornbrötchen

Zubereitungszeit: etwa 10 Minuten

- Den Roquefort-Käse mit einer Gabel zerdrücken und unter den Magerquark rühren. Die Zitrone auspressen und den Zitronensaft in die Käse-Quark-Mischung geben.
- Die Birnen waschen, halbieren, vom Kerngehäuse befreien und in kleine Würfel schneiden. Die Birnenstücke unter die Käse-Quark-Mischung rühren.
- Die Vollkornbrötchen durchschneiden und mit dem Birnenquark bestreichen.

Das empfehle ich Ihnen
Sollten Sie den kräftigen Roquefort-Geschmack am Morgen noch nicht mögen, nehmen Sie einfach einen neutralen Frischkäse.

Zwischendurch: Beeren-Smoothie

1 Portion enthält:
100 Kilokalorien
2 g Fett

Zutaten für 4 Portionen:
200 g tiefgekühlte Brombeeren, 400 g fettarmer Kefir, 200 ml Traubensaft, Zimtpulver

Zubereitungszeit: etwa 3 Minuten

- Die Brombeeren nur antauen lassen und mit dem Kefir und dem Traubensaft in einem Mixer oder in einer Haushaltsmaschine pürieren, mit wenig Zimtpulver abschmecken. Kalt servieren.

Mittags: Tomaten in Auberginen

1 Portion enthält:
128 Kilokalorien
6 g Fett

Zutaten für 4 Portionen:
800 g Tomaten, 1 Bund Petersilie, 2 große Auberginen, 1 Zitrone, Curry, Jodsalz, Pfeffer, 2 kleine Zwiebeln, 2 Knoblauchzehen, 2 EL Olivenöl
Außerdem: Fett für die Form

Zutaten für Fett-Plus-Variante:
2 EL Paniermehl, 2 EL Parmesan

Zubereitungszeit: etwa 30 Minuten plus 30 Minuten Backzeit

- Die Tomaten kreuzweise einschneiden, kurz in kochendes Wasser geben und die Haut abziehen. Tomaten kleinschneiden.
- Die Petersilie waschen und die Blätter hacken.
- Die Auberginen waschen, längs halbieren, das Fruchtfleisch vorsichtig heraustrennen. Die Zitrone auspressen. Ausgehöhlte Auberginen mit Zitronensaft einreiben. Das Auberginenfruchtfleisch kleinschneiden, mit den Tomaten mischen, mit gehackter Petersilie, Curry, Salz und Pfeffer pikant würzen.
- Den Backofen auf 180 °C vorheizen. Die Zwiebeln schälen und würfeln. Die Knoblauchzehen schälen und durchpressen. Zwiebeln im heißen Öl glasig dünsten. Den Knoblauch mit der Tomaten-Auberginen-Masse zu den Zwiebeln geben und 10 Minuten mitdünsten.
- Die Masse in die ausgehöhlten Auberginen geben und auf eine gefettete Auflaufform legen. Im vorgeheizten Backofen (Umluft 160 °C) etwa 30 Minuten backen.

Fett-Plus-Variante:
- Das Paniermehl mit dem frisch geriebenen Parmesan mischen und vor dem Überbacken über die gefüllten Auberginen geben.

Dessert: Mohncreme mit Ananas

1 Portion enthält:
164 Kilokalorien
6 g Fett

Zutaten für 4 Portionen:
50 g gemahlener Mohn, 400 g Magermilchjoghurt, 1 EL Waldhonig, 1 kleine Ananas

Zubereitungszeit: etwa 20 Minuten

- Den Mohn mit Joghurt und Honig verrühren.
- Die Ananas vom Blattwerk befreien, längs durchschneiden und vierteln, jeweils den harten, inneren Strunkteil abschneiden. Das Fruchtfleisch von der Schale trennen und in kleine Stücke schneiden.
- Die Ananasstücke in die Mohncreme geben und sofort servieren.

Das empfehle ich Ihnen

Wer die Creme nicht gleich serviert, sollte anstelle der Ananas Birnen nehmen. Denn Ananasenzyme spalten die Eiweißstoffe in Milchprodukten und bilden dabei mit der Zeit Bitterstoffe.

Zwischendurch: Gemüse-Hamburger

1 Portion enthält:
267 Kilokalorien
5 g Fett

Zutaten für 4 Portionen:
4 Vollkornbrötchen, 4 EL saure Sahne, 8 Salatblätter, 8 Scheiben Lachsschinken, 1 kleine Salatgurke, 4 Tomaten, 1 Kästchen Kresse, Jodsalz, Pfeffer

Zubereitungszeit: etwa 10 Minuten

- Die Brötchen aufschneiden und dünn mit saurer Sahne bestreichen.
- Die Salatblätter waschen, trockenschwenken und auf die Brötchenhälften legen, darauf den Lachsschinken geben.
- Die Gurke und die Tomaten waschen, putzen und in Scheiben schneiden. Auf den unteren Brötchenhälften verteilen.
- Die Kresse waschen, Blättchen abschneiden, auf die Brötchen geben, salzen, pfeffern und mit den übrigen Brötchenhälften abdecken.

Abends: Chicoréesalat mit Mango

1 Portion enthält:
133 Kilokalorien
2 g Fett

Zutaten für 4 Portionen:
4 Chicorée, 1 Mango, 100 g Mais (Dose), 200 g Thunfisch im eigenen Saft (Dose), 2 EL Tomatenmark, 150 g Magermilchjoghurt, 1 EL scharfer Senf, Jodsalz, Pfeffer, 1/2 Bund Kerbel

Zutat für Fett-Plus-Variante:
4 EL Sesam

Zubereitungszeit: etwa 20 Minuten

- Den Chicorée waschen, putzen, vom Strunk befreien und in Stücke schneiden. Die Mango schälen, rechts und links vom Stein durchschneiden, das Fruchtfleisch kleinschneiden. Den Mais abtropfen lassen. Das Thunfischfleisch mit einer Gabel zerpflücken.
- Das Tomatenmark mit Joghurt und Senf verrühren. Mit Chicorée, Mangowürfeln, Maiskörnern und Thunfischfleisch vermengen, mit Salz und Pfeffer würzen und etwa 15 Minuten durchziehen lassen.
- Den Kerbel waschen, die Blätter über den Salat geben.

Fett-Plus-Variante:
- Den Sesam in einer Pfanne ohne Fett leicht bräunen und über den Salat geben.

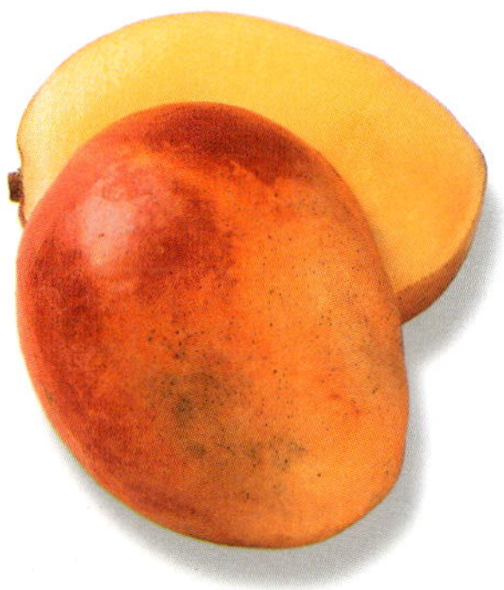

9. Tag

Frühstück: Orangen-Brötchen

1 Portion enthält:
374 Kilokalorien
4 g Fett

Zutaten für 1 Portion:
8 Orangen, 1 Bund Zitronenmelisse, 200 g Magerquark, 2 EL Honig, 4 Baguettebrötchen, 2 EL Mandelblättchen

Zubereitungszeit: etwa 30 Minuten

- Die Orangen so schälen, dass keine weißen Fruchthäute mehr zurückbleiben; die Orangenfilets an den Zwischenhäuten entlang heraustrennen.
- Die Zitronenmelisse waschen, die Blättchen hacken und mit der Hälfte der Orangenfilets unter den Magerquark rühren. Mit Honig süßen.
- Die Baguettebrötchen aufschneiden, mit dem Orangenquark bestreichen und mit den restlichen Orangenfilets belegen.
- Die Mandelblättchen in einer Pfanne ohne Fett goldbraun rösten und über die Orangen-Brötchen streuen.

Zwischendurch: Kiwi-Cocktail

1 Portion enthält:
53 Kilokalorien
0 g Fett

Zutaten für 4 Portionen:
4 Kiwi, 300 ml Orangensaft, $^1/_2$ Flasche Mineralwasser

Zubereitungszeit: etwa 5 Minuten

- Die Kiwis schälen, mit dem Orangensaft pürieren und mit dem Mineralwasser aufgießen.

Mittags: Rotbarsch mit Bandnudeln

1 Portion enthält:
620 Kilokalorien
17 g Fett

Zutaten für 4 Portionen:
1 Bund Basilikum, 1 Bund glatte Petersilie, 2 Zweige Rosmarin, 2 Knoblauchzehen, 3 EL Olivenöl, Muskat, 1 unbehandelte Zitrone, 750 g Rotbarschfilet, Jodsalz, Pfeffer, 400 g Möhren, 400 g Zucchini, 300 g schmale Bandnudeln (ohne Ei)
Außerdem: Alufolie

Zutaten für Fett-Plus-Variante:
1 kleine Limette, 30 g weiche Butter, Jodsalz

Zubereitungszeit: etwa 40 Minuten

- Den Ofen auf 200 °C vorheizen. Basilikum, Petersilie und Rosmarin waschen, die Blätter abzupfen. Den Knoblauch schälen, mit den Kräutern und dem Olivenöl pürieren und mit Muskat abschmecken.
- Die Zitrone heiß waschen, abtrocknen und in Scheiben schneiden. Den Rotbarsch salzen und pfeffern. Die Alufolie dünn mit etwas Kräutersauce einpinseln, den Fisch darauf legen, mit Salz und Pfeffer würzen, mit Zitronenscheiben belegen und die restliche Kräutersauce darüber geben. Alufolie verschließen und den Fisch im vorgeheizten Backofen (Umluft 180 °C) etwa 15 Minuten garen.
- Die Möhren schälen, die Zucchini waschen und das Gemüse mit einem Sparschäler in sehr schmale lange Streifen schneiden.
- Die Bandnudeln im Salzwasser etwa 10 Minuten kochen, etwa 3 Minuten vor Ende der Kochzeit die Zucchini- und Möhrenstreifen zugeben. Nudeln, Möhren und Zucchini abgießen und als Nester anrichten. Den Rotbarsch aus der Alufolie darauf legen und mit dem entstandenen Kräuterfond übergießen.

Fett-Plus-Variante:

- Die Limette heiß waschen, abtrocknen, fein abreiben. Die Limette auspressen. Die Butter mit der Limettenschale und dem Saft vermischen, mit Salz abschmecken und auf den heißen Fisch geben.

Dessert: Ingwerbirnen-Kompott

1 Portion enthält:
126 Kilokalorien
0 g Fett

Zutaten für 4 Portionen:
30 g frischer Ingwer, 1 unbehandelte Zitrone, 5 EL Zucker, 2 Gewürznelken, 1 Zimtstange, 4 große Birnen

Zubereitungszeit: etwa 15 Minuten

- Den Ingwer schälen und hacken. Die Zitrone heiß abwaschen, abtrocknen, die Schale fein abreiben und die Zitrone auspressen.
- 400 Milliliter Wasser mit Ingwer, Zucker, Nelken, Zimtstange, Zitronenschale und -saft aufkochen, bis sich der Zucker aufgelöst hat.
- Die Birnen schälen, halbieren, vom Kerngehäuse befreien und in breite Spalten schneiden. Im kochenden Sud kurz bei geringer Hitze ziehen lassen. Das Birnenkompott warm oder kalt servieren.

Zwischendurch: Käseknäcke mit Tomaten

1 Portion enthält:
150 Kilokalorien
7 g Fett

Zutaten für 4 Portionen:
4 Scheiben Vollkornbrot, 4 dünne Scheiben Emmentaler (45 % Fett i. Tr.), 3 Tomaten, 800 ml Gemüsesaft- oder Fruchtsaft

Zubereitungszeit: etwa 5 Minuten

- Die Brotscheiben mit Käse belegen. Die Tomaten waschen, in Scheiben schneiden und auf die Käse-Knäckebrote legen.
- Dazu ein Glas Saft trinken.

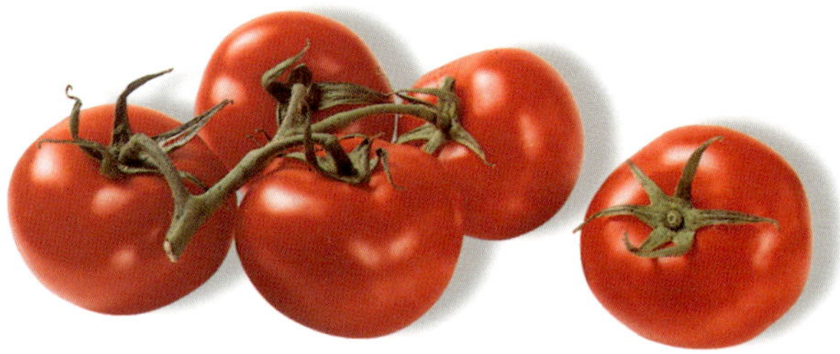

Abends: Pikanter Apfelsalat

1 Portion enthält:
147 Kilokalorien
1 g Fett

Zutaten für 4 Portionen:
1 Zitrone, 6 EL Magerquark, 1 Bund Petersilie, 1 kleine Dose Zuckermais, 125 g tiefgekühlte, verzehrfertige Krabben, 5 Gewürzgurken, 10 Radieschen, 2 große saure Äpfel, Jodsalz, Pfeffer

Zutat für Fett-Plus-Variante:
50 g Walnüsse

Zubereitungszeit: etwa 25 Minuten plus 15 Minuten zum Durchziehen

- Die Zitrone auspressen und den Saft mit dem Magerquark verrühren. Die Petersilie waschen, trockenschwenken, die Blätter hacken und ebenfalls unter den Quark rühren.
- Den Zuckermais gut abtropfen lassen. Die Krabben auftauen lassen. Die Gurken in kleine Würfel schneiden. Die Radieschen waschen und ebenfalls in Würfel schneiden.
- Die Äpfel waschen, halbieren, vom Kerngehäuse befreien und in Würfel schneiden. Sofort mit dem abgetropften Mais, den Krabben, den Gurken- und Radieschenwürfeln vermengen. Die Quarksauce darüber geben.
- Den Salat mit Salz und Pfeffer würzen und vor dem Servieren mindestens 15 Minuten durchziehen lassen.

Fett-Plus-Variante:

- Die Walnüsse grob hacken und über den pikanten Apfelsalat geben.

Das empfehle ich Ihnen

Achten Sie beim Apfelkauf auf die Sorten. Sie unterscheiden sich nicht nur im Geschmack, sondern auch ganz beträchtlich im Vitamin-C-Gehalt. Besonders hoch im Vitamin-C-Kurs stehen Berlepsch-Äpfel. Daneben erreichen auch Goldparmäne, Boskoop, Idared und Renette überdurchschnittliche Gesundheitswerte.

10. Tag

Frühstück: Buntes Früchtemüsli

1 Portion enthält:
228 Kilokalorien
2 g Fett

Zutaten für 4 Portionen:
1 Orange, 100 g kernlose Weintrauben, 1 Apfel, 1 Banane, 500 g Magermilchjoghurt, 100 g kernige Haferflocken, 2 EL Honig

Zubereitungszeit: etwa 15 Minuten

- Die Orangen so schälen, dass keine weißen Fruchthäute mehr zurückbleiben; die Orangenfilets an den Zwischenhäuten entlang heraustrennen.
- Die Weintrauben waschen, abtrocknen und von den Stängeln zupfen.
- Den Apfel waschen, halbieren, vom Kerngehäuse befreien und in Stifte schneiden. Die Banane schälen und in Scheiben schneiden.
- Die einzelnen Früchte mit dem Joghurt, den Haferflocken und dem Honig verrühren.

Zwischendurch: Gurken-Melonen-Smoothie

1 Portion enthält:
77 Kilokalorien
0 g Fett

Zutaten für 4 Portionen:
1 Bund Dill, 1 große Salatgurke, 1 Cantaloupe-Melone, 250 g Magermilchjoghurt, Jodsalz, Pfeffer

Zubereitungszeit: etwa 15 Minuten

- Den Dill waschen und fein hacken.
- Die Salatgurke waschen und putzen, die Melone halbieren, von den Kernen befreien und das Fruchtfleisch aus der Schale lösen.
- Gurke und Melonenfleisch mit dem Joghurt pürieren und mit Salz, Pfeffer und gehacktem Dill würzen.

Mittags: Bohnen-Lamm-Topf

1 Portion enthält:
366 Kilokalorien
17 g Fett

Zutaten für 4 Portionen:
75 g parboiled Vollkornreis, Jodsalz, 500 g Bohnen, 500 g Tomaten, 500 g Lammlende, 2 Zwiebeln, 2 Knoblauchzehen, 3 EL Olivenöl, 1 Bund Rosmarin, 200 ml Fleischbrühe, Pfeffer

Zutaten für Fett-Plus-Variante:
100 g Crème fraîche, Pfeffer, Currypulver

Zubereitungszeit: etwa 30 Minuten

- Den Reis in 200 Milliliter kochendes Salzwasser geben, bei geringer Hitze in etwa 20 Minuten ausquellen lassen.
- Die Bohnen waschen, putzen und im Salzwasser 10 Minuten kochen. Die Tomaten kreuzweise einschneiden und kurz in kochendes Wasser geben, häuten und vierteln.
- Das Lammfleisch in Würfel schneiden. Zwiebeln und Knoblauch schälen, in kleine Würfel schneiden und in heißem Öl dünsten. Die Lammfleischwürfel zugeben und anbraten. Den Rosmarin waschen, trockenschwenken und die Blättchen zum Fleisch geben.
- Das Lammfleisch mit der Fleischbrühe ablöschen. Die Tomatenviertel und die gekochten Bohnen zum Fleisch geben und etwa 10 Minuten dünsten. Mit Salz und Pfeffer würzen.
- Den Bohnen-Lamm-Topf mit dem Reis servieren.

Fett-Plus-Variante:

- Crème fraîche mit etwas Pfeffer und Currypulver verrühren und zum Bohnen-Lamm-Topf geben

Das empfehle ich Ihnen

Wer es arabisch mag, gibt etwas Kreuzkümmel zum Lammeintopf.

Dessert: Brombeer-Drink

1 Portion enthält:
167 Kilokalorien
4 g Fett

Zutaten für 4 Portionen:
500 g Brombeeren (frisch oder tiefgekühlt), 1 unbehandelte Zitrone, 30 g Zucker, 1 Päckchen Vanillezucker, 400 g fettarmer Kefir, 4 TL Schokostreusel

Zubereitungszeit: etwa 10 Minuten plus 10 Minuten zum Auftauen

- Frische Brombeeren waschen und putzen oder tiefgekühlte Brombeeren in einem Topf bei geringster Hitze kurz auftauen lassen.
- Die Zitrone heiß abwaschen, abtrocknen und die Zitronenschale sehr fein abreiben.
- Die Brombeeren mit dem Zucker und Vanillezucker, der Zitronenschale und dem Kefir pürieren.
- Den Drink in vier Gläser füllen und mit Schokostreuseln servieren.

Das empfehle ich Ihnen

Die besten Brombeeren erkennen Sie an einer kräftig dunklen Farbe und einer glänzenden Oberfläche.

Zwischendurch: Putenbrust-Brötchen

1 Portion enthält:
126 Kilokalorien
1 g Fett

Zutaten für 4 Portionen:
4 Sesam-Brötchen, 4 TL Tomatenmark, 400 g Salatgurke, 1/4 Bund Schnittlauch, 4 kleine Scheiben geräucherte Putenbrust

Zubereitungszeit: etwa 10 Minuten

- Die Brötchen durchschneiden und mit Tomatenmark dünn bestreichen. Die Gurke waschen, putzen und in Scheiben schneiden.
- Den Schnittlauch waschen, trockenschwenken, in Röllchen schneiden, mit den Gurkenscheiben auf die unteren Brötchenhälften geben.
- Die untere Brötchenhälfte mit je einer Scheibe Putenbrust abdecken und mit der oberen Brötchenhälfte zuklappen.

Abends: Bunter Paprika-Mais-Salat

1 Portion enthält:
284 Kilokalorien
6 g Fett

Zutaten für 4 Portionen:
2 Zwiebeln, 2 Knoblauchzehen, 3 rote Paprikaschoten, 4 Gewürzgurken, 800 g Zuckermais (aus der Dose), 1 Zitrone, 1 Bund Schnittlauch, 5 EL Gemüsebrühe, 2 TL Olivenöl, Salz, Pfeffer, mildes Currypulver, 1 Kästchen Kresse, 4 TL Magerquark, 4 Scheiben Knäckebrot

Zutat für Fett-Plus-Variante:
50 g entsteinte Oliven

Zubereitungszeit: etwa 15 Minuten plus 15 Minuten zum Durchziehen

- Zwiebel und Knoblauch schälen und in kleine Würfel schneiden. Die Paprikaschoten waschen, halbieren, von den Kernen und weißen Trennhäuten befreien und in Würfel schneiden. Die Gewürzgurken in dünne Scheiben schneiden. Den Zuckermais abtropfen lassen.
- Die Zitrone auspressen. Den Schnittlauch waschen, trockenschleudern und in feine Ringe schneiden. Mit dem Zitronensaft und dem Olivenöl unter die Gemüsebrühe rühren.
- Paprikawürfel, Gurkenscheiben, gehackte Knoblauchzehen und Zwiebeln vermengen und die Salatsauce unterrühren. Mit Salz, Pfeffer und Currypulver abschmecken. Den Salat etwa 15 Minuten durchziehen lassen.
- Die Kresse waschen, die Blättchen grob hacken, mit dem Magerquark verrühren und auf die Knäckebrotscheiben streichen. Den Paprika-Mais-Salat mit dem Kresse-Knäckebrot servieren.

Fett-Plus-Variante:
- Die Oliven in Scheiben schneiden und zum Salat geben.

Das empfehle ich Ihnen

Eine dünne Schicht Magerquark statt Butter aufs Brot: Das spart viel Fett und schmeckt sowohl zu Schnittkäse wie Marmelade.

11. Tag

Frühstück: Spätaufsteher-Powerdrink

1 Portion enthält:
276 Kilokalorien
5 g Fett

Zutaten für 4 Portionen:
300 g Himbeeren (frisch oder tiefgekühlt), 1 Galia-Melone, 1 l fettarmer Joghurt, 8 EL Instant-Haferflocken, 2 Päckchen Vanillezucker

Zubereitungszeit: etwa 15 Minuten plus 10 Minuten zum Auftauen

- Frische Himbeeren waschen und putzen oder tiefgekühlte Himbeeren in einem Topf bei geringster Hitze kurz auftauen lassen.
- Die Melone halbieren, von den Kernen befreien und das Fruchtfleisch aus der Schale lösen.
- Den Joghurt mit den Beeren, dem Melonenfleisch und den Instant-Haferflocken pürieren, mit Vanillezucker süßen.

Zwischendurch: Bananen-Kokoszwieback

1 Portion enthält:
215 Kilokalorien
2 g Fett

Zutaten für 4 Portionen:
1 Zitrone, 4 Bananen, 4 EL Magermilchjoghurt, 12 Scheiben Kokoszwieback, Zimt

Zubereitungszeit: etwa 5 Minuten

- Die Zitrone auspressen. Die Bananen schälen. Eine Banane in Scheiben schneiden und mit etwas Zitronensaft beträufeln.
- Die übrigen drei Bananen mit dem restlichen Zitronensaft und vier Kokoszwiebäcken zu einer Creme pürieren.
- Die Bananencreme dick auf die acht übrigen Kokoszwiebäcke streichen, mit den zurückgelegten Bananenscheiben belegen und mit Zimt bestreuen.

Mittags: Möhrencreme mit Garnelen

1 Portion enthält:
182 Kilokalorien
7 g Fett

Zutaten für 4 Portionen:
700 g Möhren, 1 Gemüsezwiebel, 2 EL Olivenöl, 1 l Gemüsebrühe, 1 Bund Kerbel, 200 g gekochte, geschälte Garnelen (tiefgekühlt), Jodsalz, Pfeffer

Zutat für Fett-Plus-Variante:
150 g Sahne

Zubereitungszeit: etwa 20 Minuten

- Die Möhren und Zwiebel schälen, in kleine Würfel schneiden und im heißen Öl etwa 10 Minuten dünsten. Mit der Brühe cremig pürieren.
- Die Suppe aufkochen. Den Kerbel waschen und kleinhacken. Die Garnelen zur Creme geben, mit Kerbel, Salz und Pfeffer würzen.

Fett-Plus-Variante:
- Die Sahne steif schlagen und unter die Suppe heben.

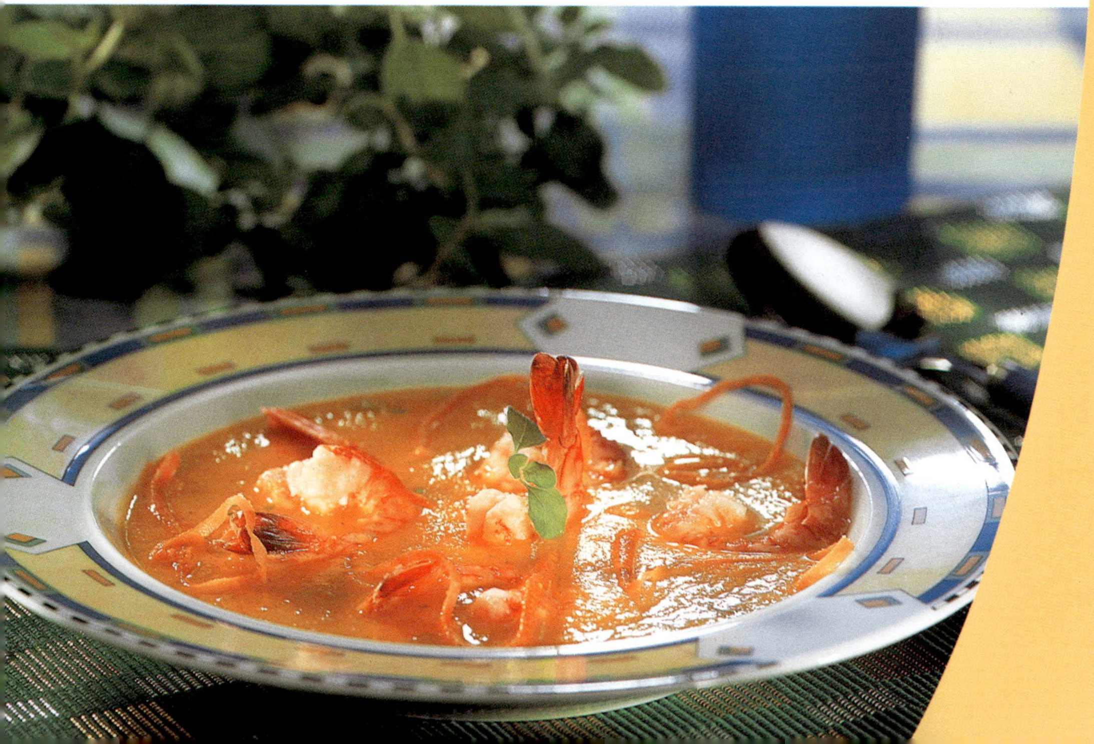

Dessert: Früchtereis

1 Portion enthält:
364 Kilokalorien
1 g Fett

Zutaten für 4 Portionen:
600 ml Magermilch, 200 g Milchreis, 4 EL Rosinen, 400 g Beeren nach Wahl (frisch oder tiefgekühlt), 50 g kernlose Weintrauben, 2 Birnen, 2 Päckchen Vanillezucker

Zubereitungszeit: etwa 50 Minuten

- Die Milch aufkochen und den Reis hineingeben. Die Rosinen hinzufügen. Bei geringer Hitze etwa 30 Minuten quellen lassen, dabei häufig umrühren.
- Die frischen Beeren waschen und putzen oder die tiefgekühlten Beeren in einem Topf bei geringster Hitze kurz antauen lassen. Die Weintrauben waschen, abtrocknen, von den Stängeln zupfen und halbieren. Die Birnen putzen, halbieren, vom Kerngehäuse befreien und in kleine Würfel schneiden.
- Den gegarten Milchreis etwas abkühlen lassen und mit den Weintrauben, den Birnenwürfeln und der Hälfte der Beeren vermengen, mit Vanillezucker süßen.
- Eine Ringform kalt ausspülen, den Reis hineingeben, andrücken und auf einen Teller stürzen. Den entstandenen Reisring mit den restlichen Beeren füllen.

Das empfehle ich Ihnen

Verwenden Sie für dieses Dessert Vollkornreis. Die Vollkornvariante hat mehr Biss und einen nussigen Geschmack, liefert ein Vielfaches an Mineralstoffen und hält dank der vielen Ballaststoffe länger satt.

Zwischendurch: Tomaten-Gurken-Hamburger

1 Portion enthält:
148 Kilokalorien
1 g Fett

Zutaten für 4 Portionen:
4 Tomaten, 4 kleine Gewürzgurken,
4 Vollkornbrötchen

Zubereitungszeit: etwa 5 Minuten

- Die Tomaten waschen, putzen und mit den Gurken in Scheiben schneiden. Die Brötchen aufschneiden, untere Hälften mit Tomaten- und Gurkenscheiben belegen, mit der oberen Hälfte bedecken.

Abends: Knackiger Selleriesalat

1 Portion enthält:
57 Kilokalorien
3 g Fett

Zutaten für 4 Portionen:
$^1/_2$ Bund Dill, 1 kleine Zwiebel,
2 EL Kapern, 2 EL mittelscharfer Senf,
100 ml Gemüsebrühe, 3 EL Sherryessig,
1 EL Walnussöl, 1 großer Staudensellerie
(600 g), 1 kleine Salatgurke, Jodsalz, Pfeffer

Zutat für Fett-Plus-Variante:
150 g Räucherlachs

Zubereitungszeit: etwa 25 Minuten plus 15 Minuten zum Durchziehen

- Den Dill waschen und hacken. Die Zwiebel schälen, in kleine Würfel schneiden und mit Dill, Kapern, Senf, Brühe, Essig und Öl verrühren.
- Den Staudensellerie waschen, putzen und in sehr schmale Scheiben schneiden. Die Gurke waschen und in feine Scheiben schneiden.
- Sellerie- und Gurkenscheiben mit der Sauce vermengen, mit Salz und Pfeffer abschmecken und 15 Minuten ziehen lassen.

Fett-Plus-Variante:
- Räucherlachs in kleine Stücke schneiden und unter den Salat geben.

12. Tag

Frühstück: Bunte Vollkornbrote

1 Portion enthält:
285 Kilokalorien
6 g Fett

Zutaten für 4 Portionen:
2 Tomaten, 1 gelbe und 1 grüne Paprikaschote, 400 g Hüttenkäse, 8 Scheiben Vollkornbrot, Jodsalz, Pfeffer

Zubereitungszeit: etwa 15 Minuten

- Die Tomaten und die Paprikaschoten waschen und putzen. Die Paprikaschoten halbieren und von den Kernen und weißen Trennhäuten befreien und kleinschneiden. Die Tomate in Würfel schneiden. Das kleingeschnittene Gemüse vermengen.
- Den Hüttenkäse auf die Vollkornbrotscheiben streichen und mit dem Gemüse belegen. Mit Salz und Pfeffer würzen.

Zwischendurch: Apfel-Cornflakes

1 Portion enthält:
121 Kilokalorien
1 g Fett

Zutaten für 4 Portionen:
4 kleine Äpfel, 10 EL Cornflakes, 200 ml Apfelsaft

Zubereitungszeit: etwa 20 Minuten

- Die Äpfel schälen, halbieren, vom Kerngehäuse befreien und raspeln.
- Die Cornflakes zum Apfelsaft geben und die Apfelraspel unterrühren.

Mittags: Schmetterlingsnudeln mit Shiitake

1 Portion enthält:
513 Kilokalorien
11 g Fett

Zutaten für 4 Portionen:
200 g Shiitake-Pilze, 800 g Paprikaschoten, 400 g Schmetterlingsnudeln, Jodsalz, 2 EL Rapsöl, Pfeffer, 1 Bund Basilikum, 20 g Parmesan

Zutat für Fett-Plus-Variante:
4 EL Crème fraîche

Zubereitungszeit: etwa 30 Minuten

- Die Shiitake-Pilze mit einem Küchentuch abreiben, größere Pilze halbieren.
- Die Paprikaschoten waschen, putzen, halbieren, von den Kernen und weißen Trennhäuten befreien und in kleine Würfel schneiden.
- Die Schmetterlingsnudeln in kochendes Salzwasser geben und etwa 10 Minuten kochen.
- Das Rapsöl in einem großen Topf erhitzen. Die Paprikawürfel darin etwa 5 Minuten dünsten. Die Pilze zugeben und bei geringer Hitze kurz mitdünsten. Mit Salz und Pfeffer würzen.
- Das Basilikum waschen, trockenschleudern, die Blätter grob hacken und kurz mitdünsten.
- Den Parmesan reiben. Die Nudeln abgießen und mit der Paprika-Pilz-Mischung vermengen. Mit Parmesan bestreut servieren.

Fett-Plus-Variante:
- Die Crème fraîche unter die Paprika-Pilz-Mischung rühren.

Das empfehle ich Ihnen

Wenn's mal schnell gehen muss, können Sie dieses Rezept auch abwandeln: Es gibt tiefgekühlte Gemüsemischungen, die Sie nur in einer Pfanne erhitzen müssen. Dazu die gegarten Nudeln geben und fertig ist das Blitzrezept.

Dessert: Kirsch-Schwarzbrot-Becher

1 Portion enthält:
291 Kilokalorien
6 g Fett

Zutaten für 4 Portionen:
500 g Kirschen (frisch oder aus dem Glas),
100 ml Apfelsaft, 50 g Zucker,
150 g Schwarzbrot, 2 EL Rapsöl, Zimt

Zubereitungszeit: etwa 20 Minuten

- Die frischen Kirschen waschen, putzen und entsteinen. Die Kirschen aus dem Glas abtropfen lassen.
- Den Apfelsaft mit 100 Milliliter Wasser und dem Zucker aufkochen, die Kirschen dazugeben und weichkochen.
- Das Schwarzbrot in sehr kleine Würfel schneiden und in heißem Öl rösten. Die gekochten Kirschen abtropfen lassen.
- Die Kirschen und Brotwürfel in mehreren Lagen in Dessertbecher oder -gläser füllen und mit Zimt bestreuen.

Zwischendurch: Gemüse-Cocktail

1 Portion enthält:
46 Kilokalorien
1 g Fett

Zutaten für 4 Portionen:
10 Radieschen, 1 Bund Schnittlauch,
5 kleine Gewürzgurken, 400 g Buttermilch,
Jodsalz, Pfeffer

Zubereitungszeit: etwa 10 Minuten

- Die Radieschen waschen, putzen und kleinschneiden. Den Schnittlauch waschen und hacken.
- Die Radieschen und den Schnittlauch mit den Gewürzgurken und der Buttermilch pürieren. Mit Salz und Pfeffer würzen.

Abends: Kohlrabi-Möhren-Salat

1 Portion enthält:
95 Kilokalorien
5 g Fett

Zutaten für 4 Portionen:
1 Zitrone, Jodsalz, Pfeffer, 1 TL Zucker, 4 EL Apfelsaft, 2 EL Haselnussöl, 3 EL flüssige Gemüsebrühe, 2 Kohlrabi, 250 g Möhren, 1 Bund Schnittlauch

Zutat für Fett-Plus-Variante:
2 EL gehackte Walnüsse

Zubereitungszeit: etwa 20 Minuten plus 15 Minuten zum Durchziehen

- Die Zitrone auspressen. Den Zitronensaft mit Salz, Pfeffer, Zucker, Apfelsaft, Haselnussöl und Gemüsebrühe verrühren.
- Die Kohlrabi und die Möhren schälen, reiben und mit der Sauce übergießen. Den Kohlrabi-Möhren-Salat etwa 15 Minuten durchziehen lassen.
- Den Schnittlauch waschen, hacken und über den Salat geben.

Fett-Plus-Variante:
- Die gehackten Walnüsse mit dem Schnittlauch über den Salat geben.

Das empfehle ich Ihnen

Reiben Sie die Möhren möglichst fein. Je stärker die Möhren zerkleinert sind, desto besser kann das darin enthaltene Beta-Karotin vom Körper verwertet werden. Außerdem fördert ein wenig Fett – in diesem Rezept reichen schon die zwei Esslöffel Haselnussöl – im Darm die Aufnahme des Beta-Karotins. Dieser Schutzstoff hilft beispielsweise gegen schädliche Folgen der UV-Strahlung beim Sonnenbaden.

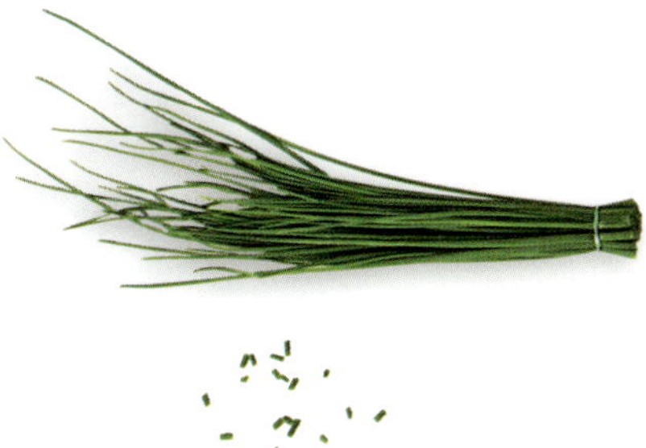

13. Tag

Frühstück: Früchtetraum mit Bananencreme

1 Portion enthält:
230 Kilokalorien
1 g Fett

Zutaten für 4 Portionen:
2 Grapefruits, 250 g Kirschen (frisch oder aus dem Glas), 1 Ananas, 1 Banane, 300 g Magermilchjoghurt, 1 Päckchen Vanillezucker

Zubereitungszeit: etwa 20 Minuten

- Die Grapefruits durchschneiden, von den Kernen befreien und die Fruchtfilets aus den Häuten herauslösen.
- Die frischen Kirschen waschen und putzen oder die Kirschen aus dem Glas auf einem Sieb gut abtropfen lassen.
- Die Ananas vom Blattwerk befreien, längs durchschneiden, vierteln, jeweils den harten, inneren Strunkteil abschneiden. Das Fruchtfleisch von der Schale trennen und in kleine Stücke schneiden.
- Die Banane schälen, mit dem Joghurt pürieren und zuckern.
- Die Fruchtstücke vermengen und die Bananencreme über die Früchte geben.

Zwischendurch: Äpfel (1 Apfel pro Person)

Mittags: Pellkartoffeln mit Lachs-Sahne

1 Portion enthält:
403 Kilokalorien
11 g Fett

Zutaten für 4 Portionen:
1,2 kg Kartoffeln, vorwiegend festkochend, 200 g Räucherlachs, 5 Frühlingszwiebeln, 1 Bund Dill, 300 g saure Sahne, 300 g Magermilchjoghurt, 1 Zitrone, Jodsalz, Pfeffer

Zutat für Fett-Plus-Variante:
200 g Crème fraîche (statt Joghurt)

Zubereitungszeit: etwa 30 Minuten

- Die Kartoffeln kräftig unter heißem Wasser abbürsten und im Wasser etwa 25 Minuten kochen.
- Den Räucherlachs in Würfel schneiden. Die Frühlingszwiebeln waschen, putzen und weiße und hellgrüne Teile in Ringe schneiden.
- Den Dill waschen, einige Dillzweige zurückbehalten, restliche fein hacken, mit der sauren Sahne und dem Joghurt verrühren.
- Die Zitrone auspressen und den Saft mit der Hälfte der feingeschnittenen Frühlingszwiebeln zur Sahne-Dill-Mischung geben, mit Salz und Pfeffer würzen
- Die Kartoffeln mit der Schale servieren, dazu die Sahne-Dill-Mischung geben, mit den Räucherlachswürfeln bestreuen und mit den restlichen Dillzweigen servieren.

Fett-Plus-Variante:

- Statt des Joghurts Crème fraîche unter die saure Sahne geben.

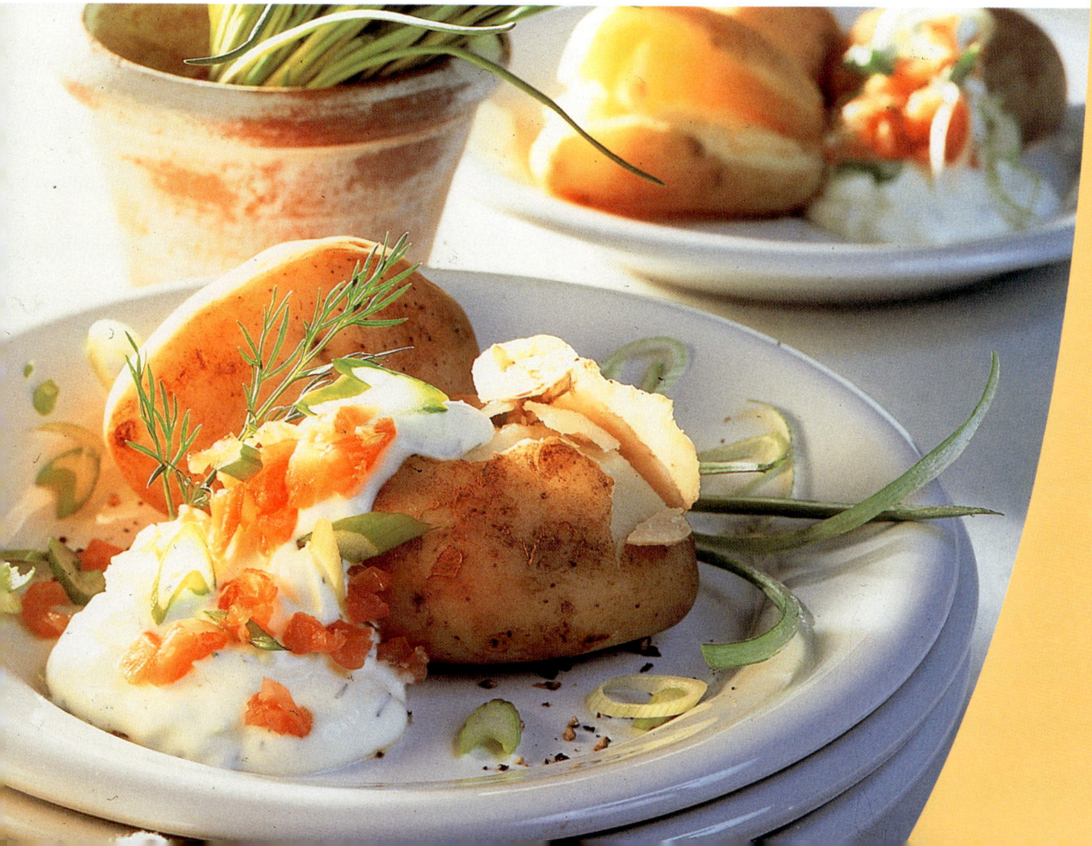

Dessert: Melonenkugeln mit Kirschquark

1 Portion enthält:
104 Kilokalorien
0 g Fett

Zutaten für 4 Portionen:
1 große Honig- oder Galiamelone,
150 g Magerquark, 5 EL Kirschsaft,
Zucker, 4 Zweige Zitronenmelisse

Zubereitungszeit: etwa 15 Minuten

- Die Honig- oder Galiamelone halbieren und die Kerne mit einem Esslöffel entfernen. Mit einem Kugelausstecher das Fruchtfleisch der Melone als Kugeln heraustrennen.
- Den Magerquark mit dem Kirschsaft cremig rühren, eventuell mit Zucker süßen. Die Zitronenmelisse waschen und trockenschwenken.
- Die herausgetrennten Melonenkugeln in vier Dessertschälchen geben und mit dem Kirschquark übergießen. Mit den Zitronenmelisse-Blättchen garnieren.

Das empfehle ich Ihnen

Schnuppern Sie beim Kauf einer Melone an der Unterseite. Wenn die Melone einen süßen, angenehm-aromatischen Duft verströmt, hat sie ihre volle Reife erreicht. Überreife Melonen erkennen Sie an weichen Stellen in der Schale. Und wenn Sie die Wahl haben zwischen unterschiedlichen Melonensorten, wählen Sie die mit dem orangefarbenen Fruchtfleisch. Die Farbe verrät Ihnen, dass diese Melone sehr viele Karotinoide enthält.

Zwischendurch: Möhren (1 große Möhre pro Person)

Abends: Paprikasalat mit Sellerie

1 Portion enthält:
92 Kilokalorien
4 g Fett

Zutaten für 4 Portionen:
1 Zwiebel, 1 kleine Sellerieknolle (300 g),
1 EL Rapsöl, 100 ml Fleischbrühe,
3 Paprikaschoten (grün, gelb und rot),
1 Zitrone, 200 g Magermilchjoghurt,
Jodsalz, Pfeffer

Zutat für Fett-Plus-Variante:
3 EL gehackte Walnüsse

Zubereitungszeit: etwa 15 Minuten plus 30 Minuten zum Abkühlen

- Die Zwiebel schälen und in kleine Würfel schneiden. Den Sellerie schälen und in kurze Stifte schneiden. Die Zwiebelwürfel im heißen Öl glasig dünsten, die Selleriestifte kurz mitdünsten. Mit der Fleischbrühe ablöschen. Etwa 10 Minuten bei mittlerer Hitze garen.
- Die Paprikaschoten waschen, halbieren, Kerne und weiße Trennhäute entfernen. Paprikaschoten ebenfalls in kurze Stifte schneiden und zum Sellerie geben, noch 5 Minuten garen, dann abkühlen lassen.
- Die Zitrone auspressen. Den Zitronensaft und den Joghurt zu einer Sauce verrühren. Über das abgekühlte Gemüse geben und mit Salz und Pfeffer abschmecken.

Fett-Plus-Variante:
- Die Walnüsse über den Paprikasalat geben.

Das empfehle ich Ihnen

Wenn Sie Öl erhitzen, eignen sich Rapsöl oder Olivenöl am besten. Sie enthalten einen hohen Anteil einfach ungesättigter Fettsäuren, die auch höhere Temperaturen gut überstehen können.

14. Tag

Frühstück: Gourmet-Müsli

1 Portion enthält:
304 Kilokalorien
2 g Fett

Zutaten für 4 Portionen:
1 Vanilleschote, 8 EL Müslimischung, 800 g Magermilchjoghurt, 1 Ananas, 2 Birnen, 4 Feigen, 2 Bananen

Zubereitungszeit: etwa 15 Minuten

- Die Vanilleschote längs aufschneiden, das Mark mit einem spitzen Messer herauskratzen und mit dem Müsli unter den Joghurt rühren.
- Die Ananas vom Blattwerk befreien, längs durchschneiden, vierteln, jeweils den harten, inneren Strunkteil abschneiden. Das Fruchtfleisch von der Schale trennen und in kleine Stücke schneiden.
- Die Birnen waschen, halbieren, vom Kerngehäuse befreien und in kleine Stücke schneiden. Die Feigen waschen, putzen, eventuell schälen und kleinschneiden. Die Bananen schälen und in Scheiben schneiden.
- Die Fruchtstücke mit dem Joghurtmüsli vermengen und servieren.

Zwischendurch: Schinkenbrötchen

1 Portion enthält:
151 Kilokalorien
3 g Fett

Zutaten für 4 Portionen:
2 Vollkornbrötchen, 2 EL Schmand, 2 Zweige Estragon, 4 Scheiben Lachsschinken, Pfeffer, 800 ml Gemüsesaft

Zubereitungszeit: etwa 10 Minuten

- Die Brötchen aufschneiden, mit Schmand dünn bestreichen.
- Den Estragon waschen, die Brötchen mit den Estragonblättern und dem Lachsschinken belegen, mit etwas Pfeffer würzen.
- Den Gemüsesaft zum Schinkenbrötchen trinken.

Mittags: Lauchrisotto

1 Portion enthält:
500 Kilokalorien
12 g Fett

Zutaten für 4 Portionen:
500 g Lauch, 2 EL Rapsöl, 900 ml Geflügelbrühe, 1 Zwiebel, 1 Knoblauchzehe, 350 g Risottoreis, 1 Lorbeerblatt, 30 g Parmesan, Pfeffer, Jodsalz

Zutat für Fett-Plus-Variante:
100 g Sahne

Zubereitungszeit: etwa 20 Minuten

- Den Lauch längs einschneiden und sorgfältig waschen. Den weißen und hellgrünen Teil der Lauchstangen in Ringe schneiden.
- In einem großen Topf das Öl erhitzen und die Lauchringe darin etwa 10 Minuten unter Rühren dünsten.
- Die Geflügelbrühe erhitzen und bei kleiner Hitze die gesamte Zeit leicht kochen lassen.
- Die Zwiebel und die Knoblauchzehe schälen, fein hacken und im Topf mitdünsten. Den Reis und das Lorbeerblatt zugeben und ebenfalls kurz mitdünsten. Mit etwas kochender Geflügelbrühe ablöschen.
- Das Lauchrisotto bei mittlerer bis geringer Hitze zubereiten, innerhalb von etwa 25 Minuten nach und nach die kochende Geflügelbrühe zugeben, nur gelegentlich umrühren.
- Den Parmesan reiben und unter das Risotto rühren, mit Pfeffer und Salz abschmecken.

Fett-Plus-Variante:
- Die Sahne unter das Risotto rühren.

Das empfehle ich Ihnen

Ein Risotto kocht man mit Rundkornreis, doch für ein optimales Ergebnis braucht man die richtige Reissorte: Kaufen Sie entweder Vialone oder Arborio-Reis. Beides sind Risotto-Reissorten, die beim Kochen außen weich werden, aber innen noch Biss behalten – so muss ein perfektes Risotto sein.

Dessert: Beerensülze

1 Portion enthält:
260 Kilokalorien
3 g Fett

Zutaten für 4 Portionen:
20 Blatt weiße Gelatine, 400 g Erdbeeren (frisch oder tiefgekühlt), 400 g Himbeeren (frisch oder tiefgekühlt), 50 g Zucker, 2 Päckchen Vanillezucker, 400 ml Kirschsaft, Saft von 1 Zitrone, Nelkenpulver, Zimt

Für die Sauce:
150 ml Magermilch, 1 Ei, 3 EL Zucker, 1 Vanilleschote

Zubereitungszeit: etwa 20 Minuten plus 3 Stunden Kühlzeit

- Die Gelatine in kaltem Wasser etwa 10 Minuten einweichen.
- Die Beeren waschen und putzen, tiefgekühlte Beeren in einem Topf bei geringster Hitze kurz antauen lassen. Die Beeren pürieren, mit Zucker, Vanillezucker, Kirschsaft und Zitronensaft aufkochen. Flüssigkeit durch ein Sieb geben. Mit Nelkenpulver und Zimt abschmecken.
- Die gequollene Gelatine ausdrücken und in der heißen Flüssigkeit auflösen.
- Eine große Form mit kaltem Wasser ausspülen, Flüssigkeit einfüllen und im Kühlschrank in etwa 3 Stunden fest werden lassen.
- Zum Stürzen die Form kurz in heißes Wasser stellen, das Gelee mit einem Messer vom Rand lösen und auf eine Platte stürzen.
- Für die Sauce die Milch mit Ei und Zucker verrühren. Die Vanilleschote längs aufschneiden, das Mark mit einem spitzen Messer herauskratzen und unter die Eiermilch geben.
- Die Eiermilch unter ständigem Rühren heiß werden lassen (nicht aufkochen), bis sie cremig wird. Sofort unter weiterem Rühren abkühlen lassen und über die Sülze geben.

Zwischendurch: Aprikosen-Torteletts

1 Portion enthält:
289 Kilokalorien
2 g Fett

Zutaten für 4 Portionen:
12 Aprikosen (frisch oder aus der Dose), 1 Vanilleschote, 400 g Magerquark, 4 EL Aprikosenmarmelade, 8 Torteletts

Zubereitungszeit: etwa 15 Minuten

- Die frischen Aprikosen waschen, mit kochendem Wasser übergießen, häuten, halbieren und entkernen. Aprikosen aus der Dose abtropfen lassen.
- Die Vanilleschote längs aufschneiden und das Mark mit einem spitzen Messer herauskratzen. Den Magerquark mit Vanillemark und der Aprikosenmarmelade verrühren.
- Die Quarkmasse auf die Torteletts geben und mit den Aprikosenhälften belegen.

Abends: Kiwi-Rucola-Salat

1 Portion enthält:
292 Kilokalorien
7 g Fett

Zutaten für 4 Portionen:
250 g Rucola, 5 Kiwis, 200 g Lachsschinken ohne Fettrand, 3 TL Walnussöl, 3 TL Apfelessig, Pfeffer, 1 Baguette

Zutat für Fett-Plus-Variante:
200 g Kräuterfrischkäse

Zubereitungszeit: etwa 30 Minuten

- Rucola waschen, putzen und längere Stiele abschneiden. Kiwis schälen und in Scheiben schneiden. Lachsschinken in Streifen schneiden.
- Öl mit Essig verrühren und mit Rucola, Kiwischeiben und Schinkenstreifen vermengen. Mit Pfeffer abschmecken. Dazu Baguette.

Fett-Plus-Variante:
- Die Baguettescheiben mit Kräuterfrischkäse bestreichen.

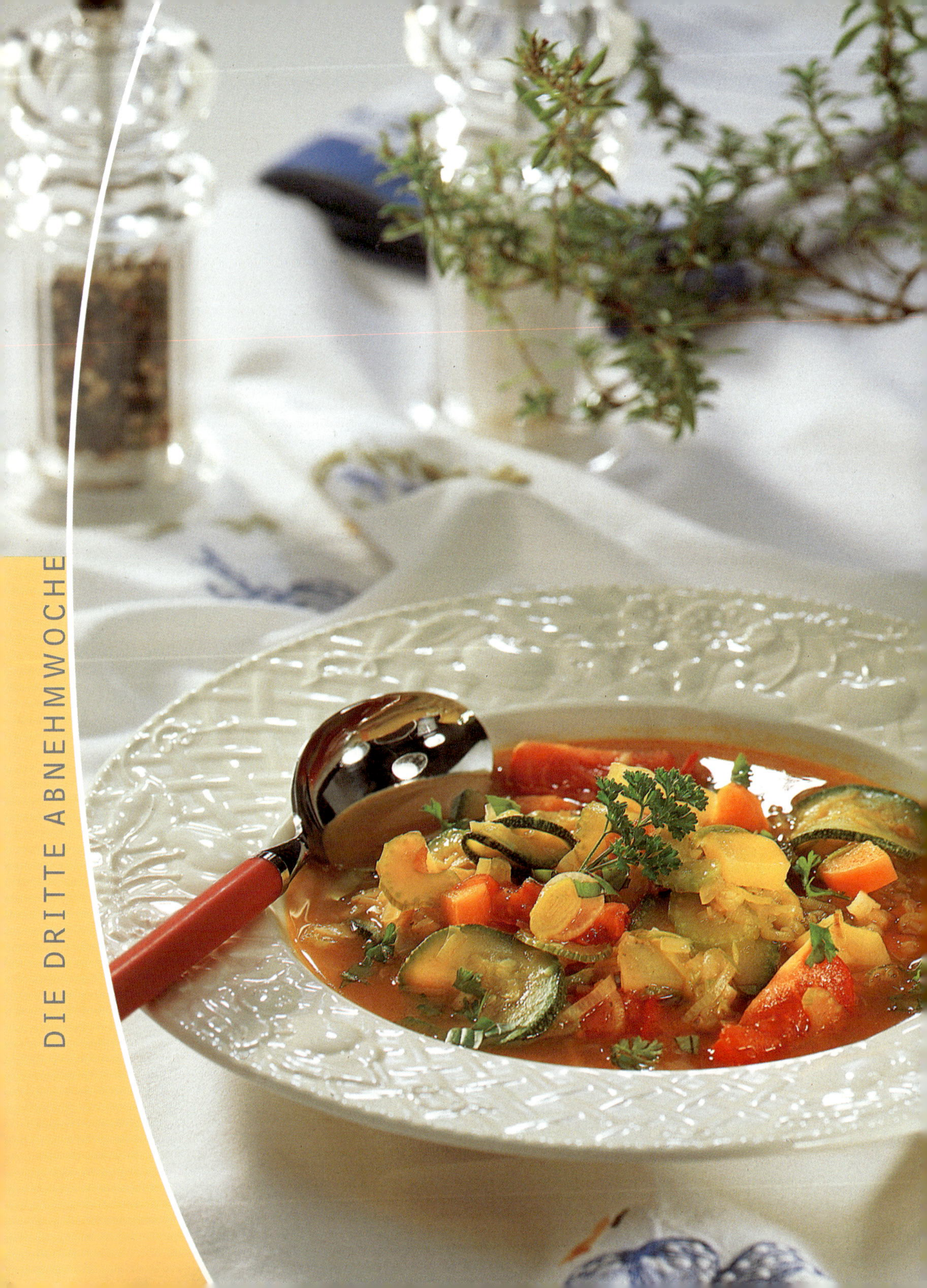

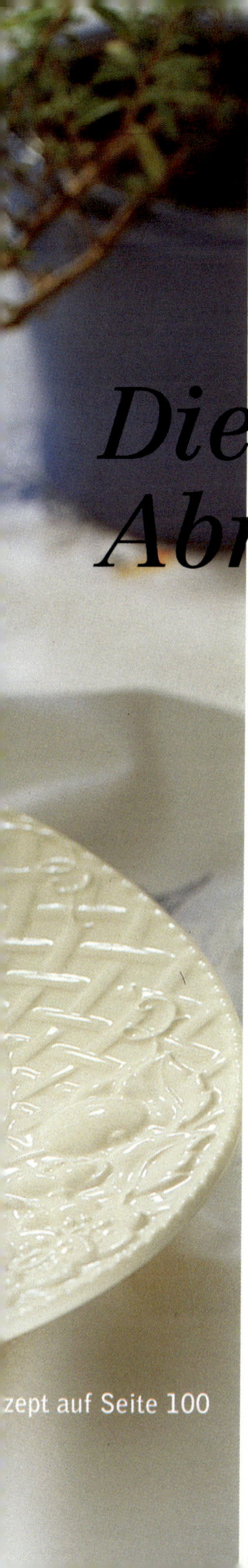
zept auf Seite 100

Die dritte Abnehmwoche

Schon auf den Geschmack gekommen? Langsam aber sicher gewöhnt sich der Gaumen an Rezepte, die weniger Fett enthalten. Und es macht richtig Spaß zu erleben, wie einfach es ist, abzunehmen und trotzdem zu genießen. Freuen Sie sich auf eine weitere Schlemmerwoche und auf ein oder zwei Pfunde weniger.

15. Tag

Morgens: Buttermilchquark mit Äpfeln

1 Portion enthält:
298 Kilokalorien
32 g Fett

Zutaten für 4 Portionen:
400 g Buttermilch, 400 g Magerquark, 4 süße Äpfel, 2 Bananen, 5 EL kernige Haferflocken, 2 EL Honig

Zubereitungszeit: etwa 10 Minuten

- Die Buttermilch mit dem Quark verrühren. Die Äpfel schälen, halbieren, vom Kerngehäuse befreien und kleinschneiden. Die Bananen schälen und in Scheiben schneiden. Die Fruchtstücke mit den Haferflocken zur Buttermilch-Quark-Masse geben und mit Honig süßen.

Zwischendurch: Apfelsaft (1 Glas pro Person)

Mittags: Gemüsesuppe

1 Portion enthält:
268 Kilokalorien
12 g Fett

Zutaten für 4 Portionen:
1 Stange Lauch, 2 Zwiebeln, 1 Knoblauchzehe, 4 EL Rapsöl, 2 Möhren, 2 Kartoffeln, 200 g Staudensellerie, 2 Zucchini, 200 g Zuckerschoten, 1 l Gemüsebrühe, 4 Tomaten, Jodsalz, Pfeffer, 1 Bund Petersilie, 1 Bund Basilikum

Zutat für Fett-Plus-Variante:
150 g Parmesan

Zubereitungszeit: etwa 50 Minuten

- Den Lauch längs einschneiden, gründlich waschen, den weißen und hellgrünen Teil in Scheiben schneiden. Die Zwiebeln und den Knoblauch schälen und hacken. In einem großen Topf das Öl erhitzen, Zwiebeln, Knoblauch und Lauch darin dünsten.

- Die Möhren und die Kartoffeln schälen und in Würfel schneiden. Den Staudensellerie und die Zucchini waschen, putzen und in Scheiben schneiden. Die Zuckerschoten waschen, putzen und kleinschneiden. Das geschnittene Gemüse zum Lauch geben, mit der Gemüsebrühe ablöschen.
- Die Tomaten kreuzweise einschneiden, kurz in kochendes Wasser geben, herausnehmen und häuten, je nach Größe vierteln oder achteln, zur Brühe geben, mit Salz und Pfeffer würzen. Etwa 30 Minuten im geschlossenen Topf bei geringer Hitze kochen lassen.
- Die Petersilie und das Basilikum waschen, die Blätter hacken und vor dem Servieren unter die Suppe rühren. Nochmals mit Salz und Pfeffer abschmecken.

Fett-Plus-Variante:

- Den Parmesan reiben und vor dem Servieren über die heiße Gemüsesuppe geben.

Dessert: Orangen-Grießpudding

1 Portion enthält:
227 Kilokalorien
2 g Fett

Zutaten für 4 Portionen:
6 Orangen, 300 ml Magermilch, 3 Päckchen Vanillezucker, 100 g Grieß, 1 Eigelb

Zubereitungszeit: etwa 10 Minuten plus 30 Minuten Kühlzeit

- Drei Orangen so schälen, dass keine weißen Fruchthäute mehr zurückbleiben; die Orangenfilets an den Zwischenhäuten entlang heraustrennen. Die übrigen drei Orangen auspressen.
- Die Milch mit Vanillezucker aufkochen und den Grieß langsam einrühren, kurz kochen lassen. Das Eigelb unter die leicht abgekühlte Grießmasse rühren. Die Hälfte der Orangenfilets mit der Hälfte des Orangensafts gleichmäßig unter den Grießbrei geben.
- Den Orangen-Grießpudding in kleine, kalt ausgespülte Förmchen füllen, etwa 30 Minuten im Kühlschrank kalt stellen, stürzen und mit restlichen Orangenfilets und dem Orangensaft servieren.

Zwischendurch: Gefüllte Chicoréeblätter

1 Portion enthält:
55 Kilokalorien
0 g Fett

Zutaten für 4 Portionen:
1 großer Chicorée, 3 Tomaten,
1 Bund Schnittlauch, 200 g Magerquark,
Jodsalz, Pfeffer, Currypulver

Zubereitungszeit: etwa 5 Minuten

- Den Chicorée waschen, den Strunk herausschneiden und die Blätter abtrennen. Die äußeren zurücklegen, die inneren kleinschneiden.
- Die Tomaten waschen, putzen und achteln. Den Schnittlauch waschen und hacken. Den Magerquark mit den geschnittenen Chicoréeblättern, den Tomatenachteln und der Hälfte des gehackten Schnittlauchs vermengen, mit Salz, Pfeffer und etwas Currypulver würzen.
- Die Quarkmasse auf die zurückbehaltenen, großen Chicoréeblätter geben und mit dem restlichen Schnittlauch bestreuen.

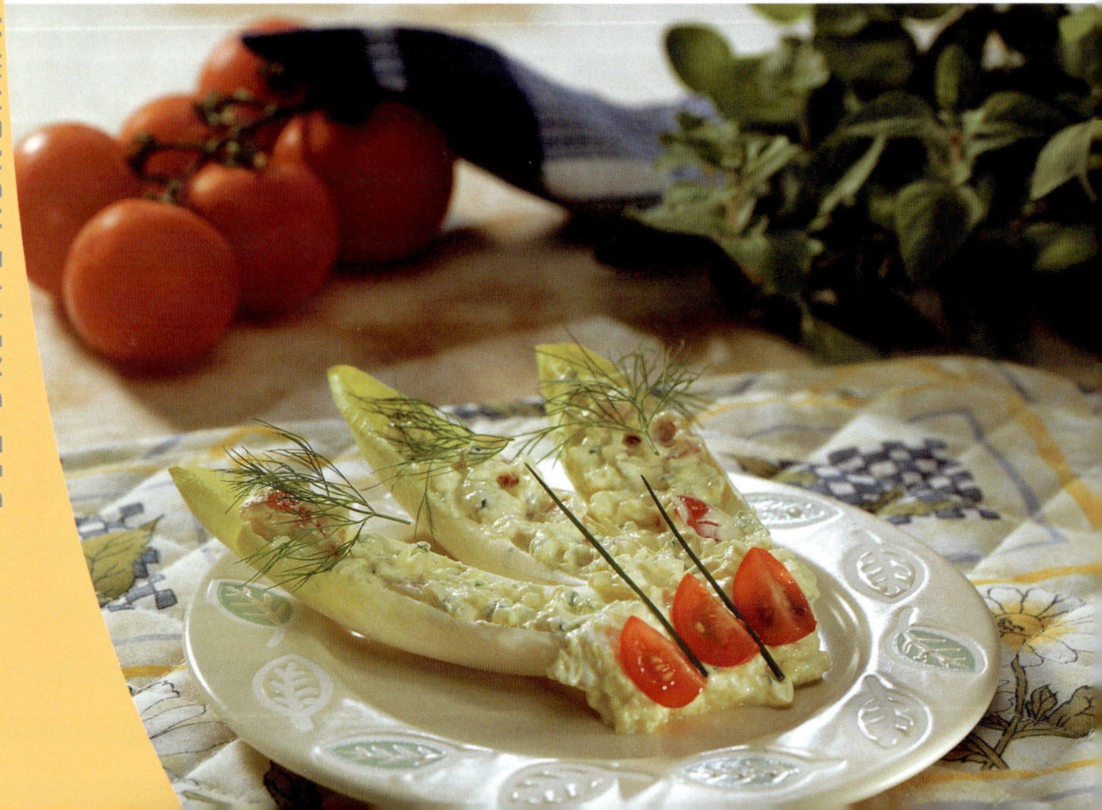

Abends: Radieschensalat

1 Portion enthält:
104 Kilokalorien
4 g Fett

Zutaten für 4 Portionen:
3 Bund Radieschen, 1 Zwiebel, 2 TL Olivenöl, 150 g Lachsschinken, 3 EL Apfelessig, 2 EL flüssige Gemüsebrühe, 2 Kästchen Kresse, Jodsalz, Pfeffer, 8 Scheiben Vollkorntoast, 2 TL Tomatenmark, 100 g Kräuterquark (Magerstufe)

Zutaten für Fett-Plus-Variante:
2 Knoblauchzehen, 4 EL Olivenöl

Zubereitungszeit: etwa 25 Minuten

- Die Radieschen waschen, putzen und in dünne Scheiben schneiden. Die Zwiebel schälen, in kleine Würfel schneiden und in einem Teelöffel heißem Öl glasig dünsten.
- Lachsschinken in kleine Würfel schneiden und mit den Zwiebelwürfeln über die Radieschen geben.
- Einen Teelöffel Öl, den Apfelessig und die Gemüsebrühe verrühren. Die Kresse waschen, die Blättchen abschneiden und unter die Sauce rühren.
- Die Salatsauce über den Salat geben und mit Salz und Pfeffer würzen. Den Salat etwa 15 Minuten ziehen lassen.
- Die Toastscheiben toasten. Das Tomatenmark mit dem Kräuterquark verrühren und auf die Toastbrotscheiben streichen, zum Radieschensalat servieren.

Fett-Plus-Variante:

- Die Knoblauchzehen schälen, fein hacken und im heißen Olivenöl dünsten. Das Knoblauchöl mit der Tomatenmark-Frischkäse-Creme verrühren, die Toastbrotscheiben damit bestreichen und zum Radieschensalat servieren.

16. Tag

Frühstück: Möhren-Apfel-Müsli

1 Portion enthält:
268 Kilokalorien
4 g Fett

Zutaten für 4 Portionen:
2 EL Rosinen, 5 EL Apfelsaft, 6 große Möhren, 2 große Äpfel, 100 g kernige Haferflocken, 500 g Magermilchjoghurt, 1 EL gehobelte Mandeln

Zubereitungszeit: etwa 15 Minuten

- Die Rosinen in dem Apfelsaft 10 Minuten einweichen.
- Die Möhren schälen und sehr fein reiben. Die Äpfel waschen, halbieren, vom Kerngehäuse befreien und grob reiben.
- Geriebene Möhren und Äpfel mit den Rosinen und dem Apfelsaft vermengen.
- Die Haferflocken mit dem Joghurt verrühren und unter die Möhren-Apfel-Masse geben. Mit den gehobelten Mandeln servieren.

Das empfehle ich Ihnen

Reiben Sie die Möhren möglichst fein, dann kann der Körper das in den Möhren enthaltene Beta-Karotin besser ausnutzen. Zusammen mit dem Vitamin C aus den Äpfeln und dem Vitamin E aus den Mandeln bildet das Beta-Karotin ein hochwirksames Abwehr-Trio gegen schädliche freie Radikale und kräftig so das Immunsystem.

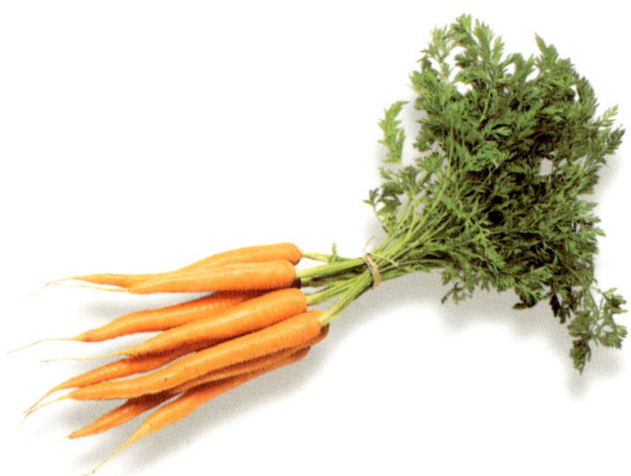

Zwischendurch: Banane-Kiwi-Schorle

1 Portion enthält:
98 Kilokalorien
0 g Fett

Zutaten für 4 Portionen:
4 Kiwis, 2 Bananen, 1 Flasche Mineralwasser, Vanillezucker

Zubereitungszeit: etwa 10 Minuten

- Eine Kiwi waschen, aus der Mitte der Frucht vier breite Scheiben herausschneiden und zurücklegen.
- Restliche Kiwi mit den übrigen Kiwis und den Bananen schälen und pürieren. Fruchtpüree mit Mineralwasser aufgießen und mit Vanillezucker abschmecken.
- Die Schorle in Gläser füllen. Die zurückgelegten Kiwischeiben einschneiden und auf den Glasrand stecken.

Mittags: Brokkoli-Kabeljau-Topf

1 Portion enthält:
364 Kilokalorien
13 g Fett

Zutaten für 4 Portionen:
400 g Möhren, 1 Sellerieknolle, 1 Gemüsezwiebel, 700 g Brokkoli, 2 EL Rapsöl, 1 l Fischbrühe oder -fond, 700 g Kabeljaufilet, 2 Zitronen, Jodsalz, Pfeffer, Currypulver, Tabasco, 1 Bund Petersilie

Zutat für Fett-Plus-Variante:
2 EL Mandelblättchen

Zubereitungszeit: etwa 40 Minuten

- Die Möhren, den Sellerie und die Gemüsezwiebel schälen und in kleine Würfel schneiden.
- Den Brokkoli waschen, die kleinen Röschen von den Stielen schneiden, die Brokkolistiele in feine Würfel schneiden.
- Die Zwiebelwürfel in heißem Öl dünsten, Sellerie und Möhren etwa 10 Minuten mitdünsten, mit der Brühe ablöschen. Brokkoliröschen und -würfel zugeben, etwa 15 Minuten bei mittlerer Hitze kochen.

- Das Kabeljaufilet in mundgerechte Stücke teilen. Die Zitronen auspressen, den Zitronensaft über den Fisch geben und 10 Minuten marinieren lassen. Fisch zur Brühe geben und nochmals 10 Minuten garen. Mit Salz, Pfeffer, Curry und Tabasco pikant abschmecken.
- Die Petersilie waschen, trockenschwenken und die Blätter sehr fein hacken. Direkt vor dem Servieren über die Suppe geben.

Fett-Plus-Variante:

- Die Mandelblättchen in einer Pfanne ohne Fett kurz goldgelb rösten und über die Suppe geben.

Dessert: Knuspriger Birnen-Kefir

1 Portion enthält:
187 Kilokalorien
3 g Fett

Zutaten für 4 Portionen:
8 Reiswaffeln, 4 Birnen, 600 g fettarmer Kefir

Zubereitungszeit: etwa 10 Minuten

- Die Reiswaffeln in einen kleinen Gefrierbeutel geben und mit einem Brett in kleine Stücke zerdrücken.
- Die Birnen waschen, halbieren, vom Kerngehäuse befreien und in kleine Stücke schneiden, mit dem Kefir und den Reiswaffelstückchen verrühren.

Zwischendurch: Zucchinischnitze mit Dip

1 Portion enthält:
33 Kilokalorien
0 g Fett

Zutaten für 4 Portionen:
400 g Zucchini, 150 g Magermilchjoghurt, Paprikapulver, Jodsalz, Pfeffer

Zubereitungszeit: etwa 10 Minuten

- Die Zucchini waschen, putzen und in große Schnitze schneiden. Den Joghurt mit Paprikapulver, Salz und Pfeffer verrühren und zu den- Zucchninischnitzen servieren.

Abends: Bohnensalat mit Tomaten

1 Portion enthält:
114 Kilokalorien
4 g Fett

Zutaten für 4 Portionen:
400 g Bohnen, Jodsalz, 1 Bund Frühlingszwiebeln, 2 Zwiebeln, 1 EL Olivenöl, 2 große Fleischtomaten, 1 EL Fleischbrühe, 1 EL Weißweinessig, Bohnenkraut, Pfeffer, 4 Scheiben Toastbrot

Zutaten für Fett-Plus-Variante:
2 EL Olivenöl, 3 Zweige Bohnenkraut, 100 g geräucherter Schinken

Zubereitungszeit: etwa 30 Minuten plus 30 Minuten Abkühldauer

- Bohnen waschen, putzen und in wenig Salzwasser etwa 10 Minuten garen und abkühlen lassen.
- Die Frühlingszwiebeln schälen, putzen und den hellen und hellgrünen Teil kleinschneiden, die Zwiebeln schälen und kleinschneiden. Das Öl erhitzen, darin die Frühlingszwiebeln und Zwiebeln glasig dünsten.
- Fleischtomaten kreuzweise einschneiden, kurz in kochendes Wasser geben, häuten und in große Würfel schneiden.
- Gegarte Bohnen halbieren, mit den Tomatenwürfeln und Zwiebeln vermengen, Brühe, Essig und Bohnenkraut unterrühren. Etwa 30 Minuten abkühlen und durchziehen lassen. Mit Salz und Pfeffer würzen und mit getoastetem Toastbrot servieren.

Fett-Plus-Variante:
- Das Öl mit den Bohnenkrautblättchen erhitzen und auf die Toastbrotscheiben träufeln. Mit dem geräucherten Schinken belegen.

17. Tag

Frühstück: Fruchtsalat-Brötchen

1 Portion enthält:
376 Kilokalorien
3 g Fett

Zutaten für 4 Portionen:
8 Brötchen, 150 g Magerquark, 1 Banane, 2 Kiwis, 2 kleine Äpfel, 2 EL Honig, 1 EL Sesam

Zubereitungszeit: etwa 3 Minuten

- Die Brötchen aufschneiden und mit dem Quark bestreichen
- Die Banane und die Kiwis schälen und in kleine Stücke schneiden. Die Äpfel waschen, halbieren, vom Kerngehäuse befreien und ebenfalls kleinschneiden. Mit den übrigen Fruchtstücken und dem Honig verrühren, auf die Brötchenhälften geben und mit Sesam bestreuen.

Zwischendurch: Kräuter-Möhren-Drink

1 Portion enthält:
63 Kilokalorien
1 g Fett

Zutaten für 4 Portionen:
1 rote Paprikaschote, 1 Zitrone, 1 Bund Petersilie, 1 Bund Schnittlauch, 400 ml Möhrensaft, 400 ml Gemüsebrühe, Tabasco, Jodsalz, Pfeffer

Zubereitungszeit: etwa 10 Minuten

- Die Paprikaschote waschen, halbieren, von Kernen und weißen Trennhäuten befreien und kleinschneiden. Die Zitrone auspressen.
- Die Petersilie und den Schnittlauch waschen, mit der kleingeschnittenen Paprikaschote, dem Zitronen- und dem Möhrensaft sehr fein pürieren. Die Gemüsebrühe zugeben und mit Tabasco, Salz und Pfeffer pikant abschmecken.

Mittags: Weißkohlauflauf

1 Portion enthält:
384 Kilokalorien
14 g Fett

Zutaten für 4 Portionen:
1/2 Weißkohl (ca. 500 g), 750 g Kartoffeln, 500 g Möhren, 800 ml Gemüsebrühe, Jodsalz, Pfeffer, 1/4 TL gemahlener Kümmel, 1 Zwiebel, 1 EL Olivenöl, 250 g Rinderhack
Außerdem: Fett für die Form

Zutaten für Fett-Plus-Variante:
1/2 Bund Petersilie, 50 g geriebener Parmesan

Zubereitungszeit: etwa 45 Minuten plus 35 Minuten Backzeit

- Den Backofen auf 200 °C vorheizen. Den Kohl putzen, waschen und kleinschneiden.
- Die Kartoffeln und die Möhren schälen und in dünne Scheiben schneiden. Mit dem Kohl in der Brühe zugedeckt etwa 5 Minuten bei mittlerer Hitze dünsten. Mit Salz, Pfeffer und Kümmel würzen. Alles durch ein Sieb geben, die Brühe dabei auffangen.
- Die Zwiebel schälen, würfeln und in heißem Öl glasig dünsten. Das Hack zufügen und unter Wenden krümelig braten. Mit Salz und Pfeffer würzen.
- Eine große Auflaufform fetten. Gemüse und Hackfleisch einschichten. Die Brühe zugießen. Den Auflauf im vorgeheizten Backofen (Umluft 180 °C) etwa 45 Minuten backen.

Fett-Plus-Variante:
- Die Petersilie waschen, trocknen, die Blätter hacken und mit dem Parmesan mischen. Nach etwa 30 Minuten Backzeit über den Auflauf streuen und mitbacken.

Dessert: Bananencreme

1 Portion enthält:
96 Kilokalorien
0 g Fett

Zutaten für 4 Portionen:
2 Bananen, 4 Reiswaffeln, 500 ml Magermilch, 2 Päckchen Vanillezucker

Zubereitungszeit: etwa 5 Minuten

- Die Bananen schälen, mit der Milch und den Reiswaffeln in der Küchenmaschine oder im Mixer pürieren, mit Vanillezucker süßen.

Zwischendurch: Tomatenbrot

1 Portion enthält:
156 Kilokalorien
1 g Fett

Zutaten für 4 Portionen:
1 Bund Dill, 300 g Magermilchjoghurt, 2 Vollkornbrötchen, 4 kleine Scheiben Vollkornbrot, 4 große Tomaten, Jodsalz, Pfeffer

Zubereitungszeit: etwa 15 Minuten

- Den Dill waschen, grob hacken und unter den Joghurt rühren.
- Die Brötchen aufschneiden, die Brötchenhälften und die Brotscheiben mit dem Dill-Joghurt bestreichen.
- Die Tomaten waschen, putzen, vierteln, auf die Brötchenhälften legen und mit den Brotscheiben abdecken.

Abends: Feldsalat mit Bündnerfleisch

1 Portion enthält:
109 Kilokalorien
6 g Fett

Zutaten für 4 Portionen:
250 g Feldsalat, 150 g kernlose Weintrauben, 100 g Bündnerfleisch, 3 TL Olivenöl, 2 EL flüssige Brühe, 2 EL Aceto Balsamico, Jodsalz, Pfeffer, 1 Baguette (300 g)

Zutat für Fett-Plus-Variante:
50 g Walnüsse

Zubereitungszeit: etwa 20 Minuten

- Den Feldsalat gründlich waschen und putzen. Die Weintrauben waschen, abtrocknen, von den Stängeln zupfen und halbieren. Das Bündnerfleisch kleinschneiden.
- Den Salat mit Trauben und Bündnerfleisch vermengen, Öl, Brühe und Aceto Balsamico unterrühren und mit Salz und Pfeffer abschmecken. Das Baguette aufschneiden und zum Salat servieren.

Fett-Plus-Variante:

- Walnüsse grob hacken und über den Salat geben.

Das empfehle ich Ihnen

Essen Sie häufiger Obst oder Gemüse in Kombination mit Fleisch. Das Vitamin C im Gemüse und Obst trägt zusammen mit dem Fleisch dazu bei, dass das generell schlecht verwertbare Eisen aus Pflanzen vom Körper besser ausgenutzt werden kann.

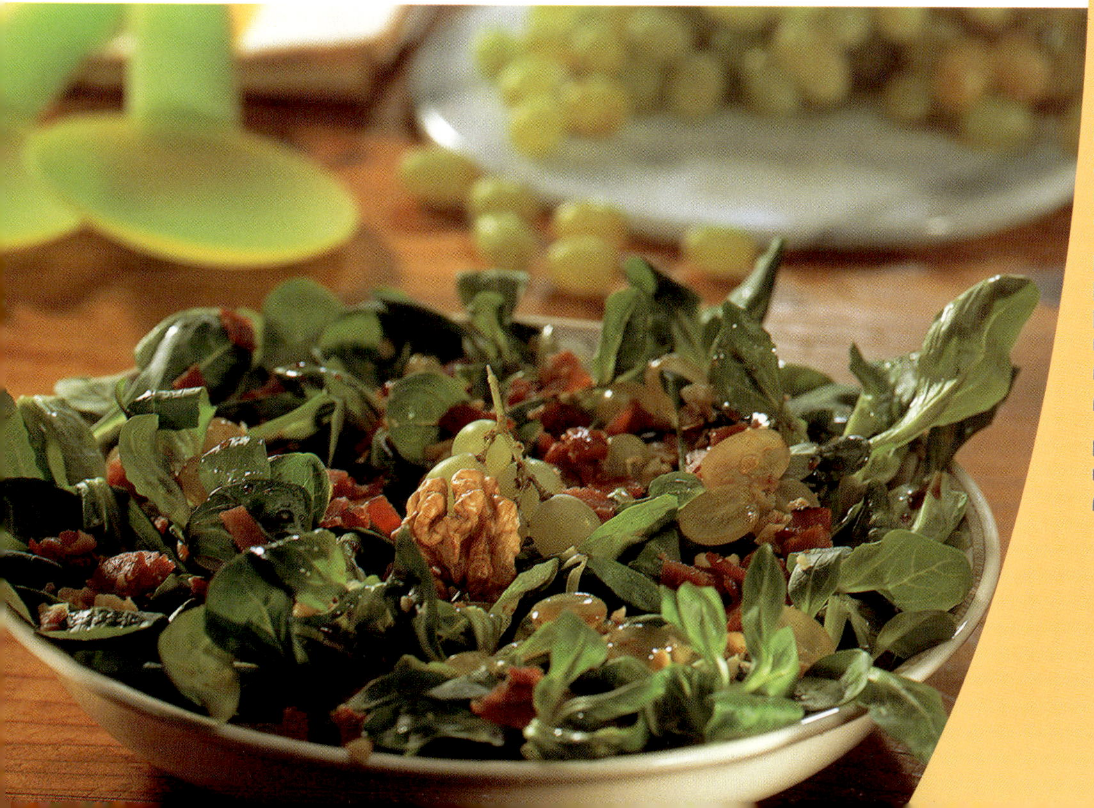

18. Tag

Frühstück: Brötchen mit Käsecreme

1 Portion enthält:
388 Kilokalorien
6 g Fett

Zutaten für 4 Portionen:
8 Brötchen, 3 große Birnen, 4 EL Magerquark, 50 g Roquefort

Zubereitungszeit: etwa 5 Minuten

- Die Brötchen aufschneiden. Die Birnen schälen, halbieren und vom Kerngehäuse befreien. Eine Birne mit der Gabel pürieren und mit Magerquark und Roquefort zu einer Creme verrühren.
- Die Creme auf die Brötchen streichen. Die übrigen zwei Birnen in Spalten schneiden und auf die Brötchen legen.

Zwischendurch: Anti-Stress-Drink

1 Portion enthält:
60 Kilokalorien
0 g Fett

Zutaten für 4 Portionen:
1 Papaya, 3 Kiwis, 100 ml Birnensaft, 150 ml Apfelsaft, $^1/_2$ Flasche Mineralwasser

Zubereitungszeit: etwa 10 Minuten

- Die Papaya schälen, halbieren und von den Kernen befreien. Die Kiwis schälen, mit den Papayahälften, dem Apfel- und Birnensaft pürieren und mit Mineralwasser verdünnen.

Das empfehle ich Ihnen

Sollte Ihnen das Schleppen von Mineralwasserkästen zu aufwendig sein, so können Sie Ihr normales Leitungswasser mit einem Sodabereiter auch selbst in prickelndes Sprudelwasser verwandeln. Fragen Sie aber zuvor beim örtlichen Wasserwerk nach, ob Ihr heimisches Leitungswasser sehr kalziumreich ist (mindestens über 100 mg, besser mehr). Besonders wir Frauen sollten auf Kalzium achten, um der Osteoporose (Knochenabbau) vorzubeugen.

Mittags: Gefülltes Schweinefilet mit Mango-Nudeln

1 Portion enthält:
509 Kilokalorien
15 g Fett

Zutaten für 4 Portionen:
2 Mangos, 1 Bund Estragon, 1 TL scharfer Senf, Jodsalz, Pfeffer, 2 Schweinefilets (à 300 g), 3 EL Rapsöl, 400 ml Fleischbrühe, 200 g Bandnudeln, 1 große Lauchstange (400 g), 2 EL Mangochutney aus dem Glas, Kurkuma, Tabasco
Außerdem: Küchengarn

Zutat für Fett-Plus-Variante:
4 Scheiben geräucherter Lachs

Zubereitungszeit: etwa 60 Minuten

- Die Mangos schälen, Fruchtfleisch links und rechts vom Stein lösen. Die Hälfte des Fruchtfleisches in Streifen schneiden und beiseite stellen.
- Die Estragonblätter waschen, hacken, mit dem übrigen Mangofruchtfleisch und dem Senf pürieren, mit Salz und Pfeffer würzen.
- Die Schweinefilets der Länge nach dreimal einschneiden, die Einschnitte mit der Mango-Senf-Mischung füllen. Filets mit Küchengarn umwickeln und in einem Esslöffel heißem Öl von allen Seiten anbraten. Mit 300 Milliliter Fleischbrühe ablöschen, in der geschlossenen Pfanne etwa 20 Minuten bei geringer Hitze dünsten.
- Die Bandnudeln in reichlich Salzwasser etwa 10 Minuten kochen.
- Den Lauch putzen, einschneiden, unter fließendem Wasser sorgfältig waschen, in Scheiben schneiden und in zwei Esslöffeln heißem Öl etwa 5 Minuten dünsten. Mangochutney mit den Mangostreifen zum Lauch geben, mit den abgetropften Nudeln und etwas Fleischbrühe vermengen, kurz erhitzen und mit Kurkuma und Tabasco würzen.
- Schweinefilets mit den Mangonudeln servieren.

Fett-Plus-Variante:

- Den geräucherten Lachs in schmale Streifen schneiden und mit unter die heißen Bandnudeln geben.

Dessert: Erdbeermousse

1 Portion enthält:
195 Kilokalorien
1 g Fett

Zutaten für 4 Portionen:
750 g Erdbeeren (frisch oder tiefgefroren), 1/2 Zitrone, 3 Eiweiße, 100 g Zucker, 100 g Magerquark

Zubereitungszeit: etwa 15 Minuten plus 30 Minuten zum Auftauen

- Die frischen Erdbeeren waschen und putzen oder die tiefgekühlten Erdbeeren in einem Topf bei geringster Hitze kurz antauen lassen, den entstehenden Saft abgießen. Die Zitrone auspressen. Erdbeeren mit dem Zitronensaft pürieren.
- Die Eiweiße steif schlagen, dabei nach und nach den Zucker unterrühren. Mit dem Quark vorsichtig unter das Erdbeerpüree geben.

Zwischendurch: Schnittlauch-Sandwich

1 Portion enthält:
185 Kilokalorien
2 g Fett

Zutaten für 4 Portionen:
2 Bund Schnittlauch, 200 g Hüttenkäse, 4 Salatblätter, 4 kleine Vollkornbrötchen, Jodsalz, Pfeffer, 800 ml Tomatensaft

Zubereitungszeit: etwa 10 Minuten

- Den Schnittlauch waschen, hacken und mit Hüttenkäse verrühren. Die Salatblätter waschen und trockenschwenken.
- Die Brötchen aufschneiden, auf die unteren Hälften erst die Salatblätter, dann den Hüttenkäse geben, mit Salz und Pfeffer würzen und mit der oberen Brötchenhälfte abdecken.
- Den Tomatensaft zum Sandwich trinken.

Das empfehle ich Ihnen

Tauschen Sie Weißmehlprodukte möglichst oft gegen die Vollkornvarianten aus. Diese liefern ein Vielfaches an Vitalstoffen und besonders viele Ballaststoffe, die den Hunger vertreiben, weil sie den Magen füllen und den Blutzuckerspiegel konstant halten.

Abends: Pikante Brotzeit

1 Portion enthält:
238 Kilokalorien
2 g Fett

Zutaten für 4 Portionen:
8 Scheiben Vollkornbrot, 2 große Tomaten, 4 Gewürzgurken

Für den Rucola-Aufstrich:
1 Knoblauchzehe, 50 g Rucola, 75 g Magerquark, $^{1}/_{2}$ Zitrone, 2 EL saure Sahne, Jodsalz, Pfeffer

Für den Tomaten-Petersilien-Aufstrich:
1 große Tomate, 1 Bund Petersilie, 2 EL Magerquark, Jodsalz, Pfeffer

Zutaten für Fett-Plus-Varianten:
50 g Pinienkerne (für Rucola-Aufstrich)
50 g kernlose schwarze Oliven (für Tomaten-Petersilien-Aufstrich)

Zubereitungszeit: etwa 30 Minuten

- Für den Rucola-Aufstrich den Knoblauch schälen, den Rucola waschen, putzen, von groben Stielen befreien und mit Knoblauch und dem Quark pürieren. Die Zitrone auspressen. Den Saft und die saure Sahne unter den Aufstrich geben, mit Salz und Pfeffer würzen.
- Für den Tomaten-Petersilien-Aufstrich die Tomate kreuzweise einschneiden, kurz in kochendes Wasser geben und häuten. Die Petersilie waschen, die Blätter mit der Tomate grob pürieren. Den Quark unterrühren, salzen und pfeffern.
- Die Aufstriche auf die Brotscheiben verteilen. Die Tomaten waschen, putzen und achteln. Die Gewürzgurken in Streifen schneiden. Tomaten- und Gurkenstücke auf die Brote geben.

Fett-Plus-Varianten:
Die Pinienkerne fein hacken und unter den Rucola-Aufstrich geben.
Die schwarzen Oliven grob hacken und zum Tomaten-Petersilien Aufstrich geben.

19. Tag

Frühstück: McFruit mit Erdbeercreme

1 Portion enthält:
335 Kilokalorien
9 g Fett

Zutaten für 4 Portionen:
200 g Erdbeeren (frisch oder tiefgekühlt), 250 g Magerquark, 1 kleine Ananas, 2 Kiwis, 4 große Mehrkornbrötchen, 50 g Mandelblättchen, 1 EL Kakaopulver

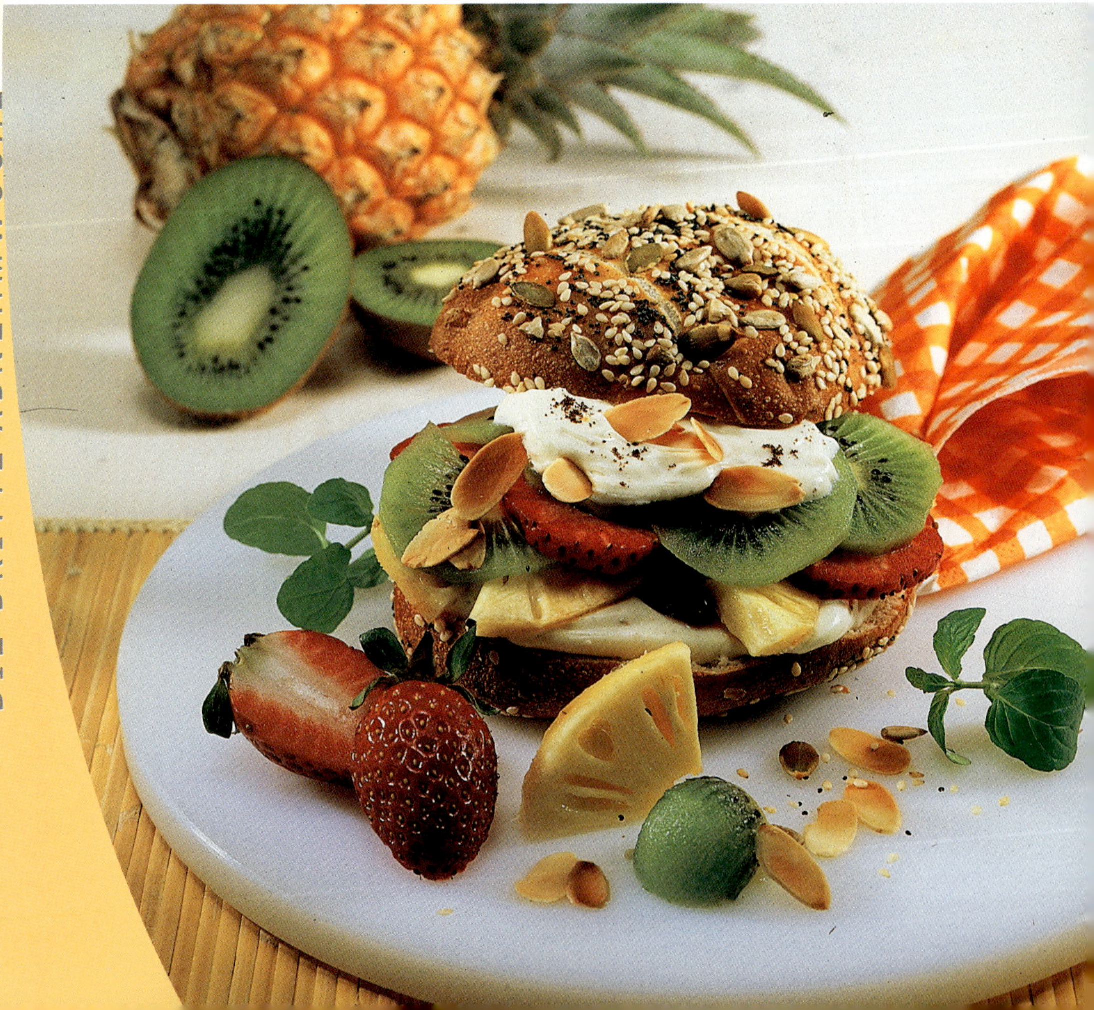

Zubereitungszeit: etwa 40 Minuten plus 15 Minuten zum Auftauen

- Die frischen Erdbeeren waschen und putzen oder die tiefgekühlten Erdbeeren in einem Topf bei geringster Hitze kurz auftauen lassen. Die frischen Erdbeeren je nach Größe der Früchte halbieren oder vierteln. Die tiefgekühlten Erdbeeren mit dem Magerquark sehr fein pürieren.
- Die Ananas vom Blattwerk befreien, längs halbieren, dann vierteln und jeweils den harten, inneren Strunkteil abschneiden. Das Fruchtfleisch von der Schale trennen und in kleine Stücke schneiden. Die Kiwis schälen und in Scheiben schneiden.
- Die Mehrkornbrötchen aufschneiden und mit dem Quark bestreichen. Die unteren Brötchenhälften mit den kleingeschnittenen Früchten belegen und jeweils mit der oberen Brötchenhälfte abdecken.
- Die Mandelbättchen ohne Fett goldgelb rösten und mit dem Kakaopulver über die Brötchenhälften geben.

Zwischendurch: Sesam-Orangen-Knäcke

1 Portion enthält:
105 Kilokalorien
2 g Fett

Zutaten für 4 Portionen:
4 Scheiben Knäckebrot, 4 TL Magerquark, 2 große Orangen, 1 EL Sesam

Zubereitungszeit: etwa 5 Minuten

- Die Knäckebrotscheiben mit dem Magerquark dünn bestreichen.
- Die Orangen so schälen, dass keine weißen Fruchthäute mehr zurückbleiben; die Orangenfilets an den Zwischenhäuten entlang heraustrennen.
- Die Orangenfilets auf die Knäckebrote verteilen und mit dem Sesam bestreuen.

Mittags: Tomatensuppe mit Seelachs

1 Portion enthält:
232 Kilokalorien
7 Fett

Zutaten für 4 Portionen:
1 Gemüsezwiebel, 2 EL Olivenöl, 2 Packungen Tomatenpüree (à 500 g), 500 ml Fischbrühe oder -fond, 600 g Seelachsfilet, 1 Bund Petersilie, 1 TL getrockneter Majoran, Jodsalz, Pfeffer

Zutat für Fett-Plus-Variante:
50 g geriebener Parmesan

Zubereitungszeit: etwa 25 Minuten

- Die Zwiebel schälen und in kleine Würfel schneiden. In einem großen Topf das Öl erhitzen, darin die Zwiebelwürfel glasig dünsten und mit dem Tomatenpüree und der Fischbrühe ablöschen. Etwa 10 Minuten bei mittlerer Hitze einkochen lassen.
- Das Seelachsfilet in mundgerechte Stücke schneiden und in die Tomatensuppe geben. Etwa 5 Minuten kochen lassen.
- Die Petersilie waschen und die Blätter hacken. Tomatensuppe mit gehackter Petersilie, Majoran, Salz und Pfeffer würzen.

Fett-Plus-Variante:
- Den Parmesan vor dem Servieren über die Tomatensuppe geben.

Dessert: Heidelbeer-Quarkcreme

1 Portion enthält:
150 Kilokalorien
1 g Fett

Zutaten für 4 Portionen:
500 g Heidelbeeren (frisch oder tiefgekühlt), 300 g Magerquark, 4 Päckchen Vanillezucker

Zubereitungszeit: etwa 10 Minuten plus 15 Minuten zum Auftauen

- Die frischen Beeren waschen oder die tiefgekühlten in einem Topf bei geringster Hitze auftauen. Mit Quark und Vanillezucker pürieren.

Zwischendurch: Äpfel (1 Apfel pro Person)

Abends: Mittelmeersalat

1 Portion enthält:
292 Kilokalorien
7 g Fett

Zutaten für 4 Portionen:
1 große Aubergine, 2 mittelgroße Zucchini, 2 EL Olivenöl, 1 Knoblauchzehe, 2 Zweige Rosmarin, 2 Tomaten, 1 Zitrone, 150 g Magermilchjoghurt, 2 EL Weißweinessig, 1 Prise Zucker, Jodsalz, Pfeffer, 8 Scheiben Vollkornbrot

Zutaten für Fett-Plus-Variante:
1 Knoblauchzehe, 2 EL Olivenöl

Zubereitungszeit: etwa 30 Minuten

- Die Aubergine und die Zucchini waschen, putzen und in Scheiben schneiden. In einer großen Pfanne das Öl erhitzen, darin die Auberginen- und Zucchinischeiben bei mittlerer Hitze dünsten.
- Den Knoblauch schälen, durch eine Knoblauchpresse drücken und mit den Rosmarinblättern zu den Auberginen geben.
- Die Tomaten waschen, putzen und in Scheiben schneiden. Die Auberginen und Zucchini zugeben und kurz abkühlen lassen.
- Die Zitrone auspressen. Aus Zitronensaft, Joghurt, Essig und etwas Zucker eine Sauce rühren. Über den Salat geben und mit Salz und Pfeffer abschmecken.
- Vollkornbrotscheiben toasten und zum Salat servieren.

Fett-Plus-Variante:

- Knoblauchzehen schälen, durch eine Knoblauchpresse drücken und mit dem Olivenöl in einer Pfanne erwärmen. Die Brotscheiben mit dem heißen Knoblauchöl beträufeln. Die Brotscheiben dick mit dem Mittelmeersalat belegen und mit dem Rest des Salates servieren.

20. Tag

Frühstück: Omelett-Ouvertüre

1 Portion enthält:
249 Kilokalorien
14 g Fett

Zutaten für 4 Portionen:
5 Eier, 3 EL fettarme Milch,
Jodsalz, 4 TL Rapsöl, 4 große Tomaten,
1 kleiner Zucchino, 4 große Champignons,
1/2 Bund Schnittlauch, 200 g Magerquark,
Pfeffer, Muskat, Currypulver,
800 ml Gemüsesaft

Zubereitungszeit: etwa 5 Minuten

- Die Eier mit der Milch verrühren und salzen. In einer beschichteten Pfanne einen Teelöffel Öl erhitzen, ein Viertel der Eiermilch hineingeben und ein Omelett ausbacken. Nach und nach vier Omeletts backen und warm stellen.
- Die Tomaten und den Zucchino waschen, putzen und kleinschneiden. Die Champignons mit einem Küchentuch abreiben, putzen und in dünne Scheiben schneiden. Das kleingeschnittene Gemüse und die Pilze in der Omelett-Pfanne ohne weitere Fettzugabe bei geringer Hitze dünsten.
- Den Schnittlauch waschen und hacken, mit dem Quark verrühren. Die Gemüse-Pilz-Mischung aus der Pfanne zum Quark geben und mit Salz, Pfeffer, etwas Muskat und Currypulver würzen. Die Omeletts mit der Mischung füllen.
- Den Gemüsesaft zu den Omeletts trinken.

Zwischendurch: Orangen (1 Orange pro Person)

Mittags: Gefüllte Tomaten

1 Portion enthält:
133 Kilokalorien
4 g Fett

Zutaten für 4 Portionen:
75 g Hirse, Jodsalz, 300 g Spinat, 4 große Fleischtomaten, 1 Zwiebel, 1 EL Rapsöl, 1 Zitrone, 1 Bund Petersilie, 30 g Parmesan, Muskat, Pfeffer

Zutaten für Fett-Plus-Variante:
2 große Scheiben Vollkornbrot,
2 EL Olivenöl

Zubereitungszeit: etwa 45 Minuten plus 15 Minuten Backzeit

- Die Hirse mit 150 Milliliter Salzwasser aufkochen und bei geringer Hitze etwa 30 Minuten quellen lassen.
- Den Spinat putzen, gründlich waschen, trockenschleudern und kleinschneiden. Die Fleischtomaten waschen, halbieren und aushöhlen, das herausgelöste Tomatenfleisch in Würfel schneiden.
- Die Zwiebel schälen, kleinschneiden und im heißen Öl glasig dünsten. Den Spinat darin zusammenfallen lassen, das Tomatenfleisch zugeben, gelegentlich umrühren und etwa 10 Minuten dünsten.
- Den Backofen auf 200 °C vorheizen. Die Spinat-Tomaten-Masse abkühlen lassen und gut ausdrücken. Die Zitrone auspressen. Die Petersilie waschen, trockenschwenken und die Blätter kleinschneiden. Den Parmesan reiben.
- Die Spinat-Tomaten-Masse mit Petersilie, Parmesan, der gegarten Hirse und dem Zitronensaft vermengen, mit Muskat, Salz und Pfeffer würzen und in die Tomatenhälften geben. Gefüllte Tomaten in eine große Auflaufform setzen und im vorgeheizten Backofen (Umluft 180 °C) etwa 15 Minuten garen.

Fett-Plus-Variante:

- Brot in kleine Würfel schneiden, im heißen Olivenöl bräunen, unter die Spinatmasse geben und mit in die Tomatenhälften füllen.

Dessert: Birnensalat

1 Portion enthält:
150 Kilokalorien
1 g Fett

Zutaten für 4 Portionen:
4 süße Birnen, 200 ml Apfelsaft, 4 EL Rosinen, Zimt, Nelkenpulver

Zubereitungszeit: etwa 20 Minuten

- Die Birnen waschen, halbieren, vom Kerngehäuse befreien und in Stücke schneiden, mit Apfelsaft und Rosinen vermengen. Kurz durchziehen lassen und mit wenig Zimt und Nelkenpulver würzen.

Zwischendurch: Paprika-Schinken-Salat

1 Portion enthält:
140 Kilokalorien
2 g Fett

Zutaten für 4 Portionen:
400 g Paprikaschoten,4 Scheiben Putenschinken, 4 TL milder Senf, 4 EL Magermilchjoghurt, 4 Scheiben Vollkorntoast

Zubereitungszeit: etwa 5 Minuten

- Die Paprikaschoten waschen, halbieren, von Kernen und weißen Trennhäuten befreien und kleinschneiden.
- Den Schinken kleinschneiden und mit Paprika, Senf und Joghurt verrühren. Das Brot toasten und zum Salat essen.

Abends: Eichblattsalat

1 Portion enthält:
97 Kilokalorien
5 g Fett

Zutaten für 4 Portionen:
1 Kopf Eichblattsalat, 50 g Rucola, 1 kleine Galia-Melone, 1 kleine Salatgurke, 2 EL Olivenöl, 2 EL Apfelessig, 2 EL Gemüsebrühe, 2 EL Apfelsaft, Jodsalz, Pfeffer

Zutat für Fett-Plus-Variante:
10 entsteinte dunkle Oliven

Zubereitungszeit: etwa 20 Minuten

- Den Eichblattsalat und den Rucolasalat waschen und trockenschleudern. Den Eichblattsalat in mundgerechte Stücke teilen. Vom Rucola die harten Stiele entfernen.
- Die Galia-Melone halbieren, von den Kernen befreien, das Fruchtfleisch mit einem Kugelausstecher heraustrennen. Die Salatgurke waschen, längs halbieren und in dünne Scheiben schneiden. Mit den Blattsalaten und den Melonenkugeln vermengen.
- Das Olivenöl mit dem Apfelessig, der Gemüsebrühe und dem Apfelsaft verrühren, über den Salat geben, mit Salz und Pfeffer würzen.

Fett-Plus-Variante:

- Die dunklen Oliven kleinschneiden und zum Salat geben.

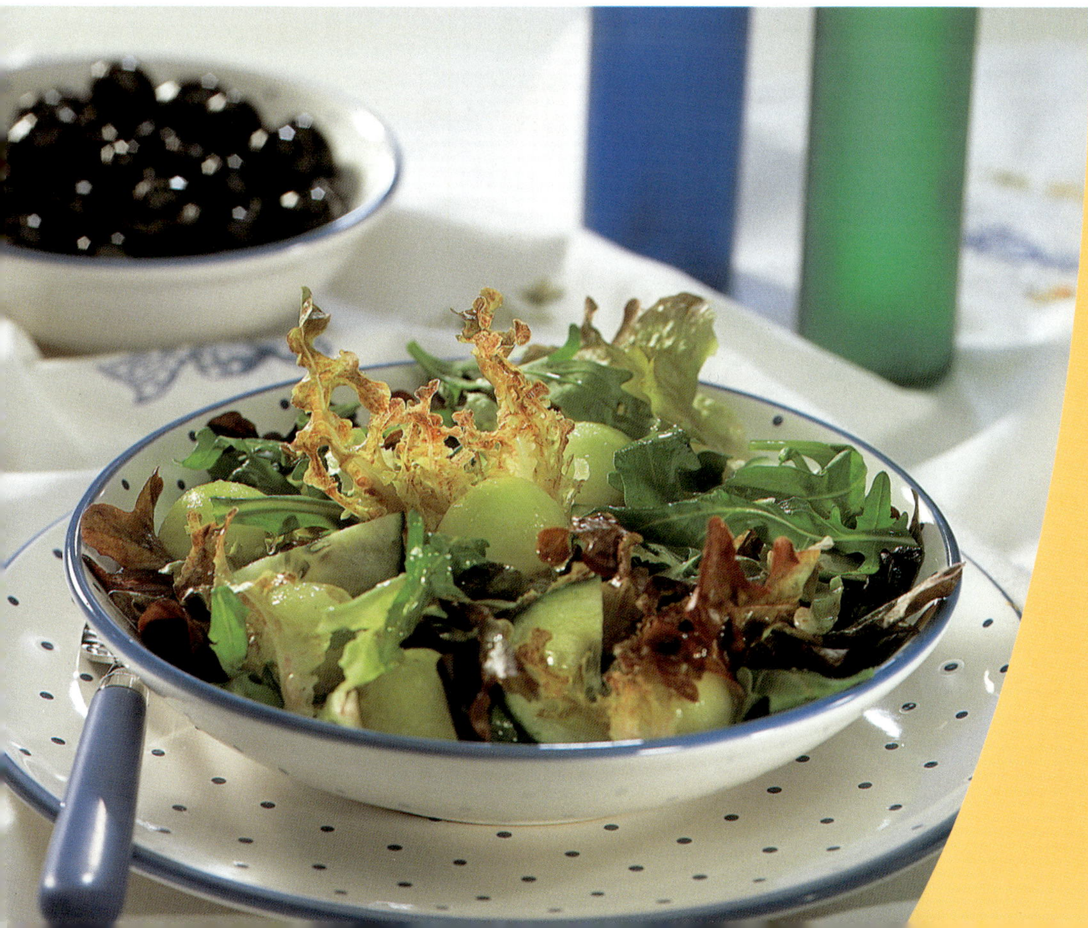

21. Tag

Frühstück: Brunch süß und pikant

1 Portion enthält:
524 Kilokalorien
13 g Fett

Zutaten für 4 Portionen:
6 Orangen, 12 EL kernige Haferflocken, 2 EL Rosinen, 400 ml Magermilch, 4 Eier, 1 Bund Dill, 4 TL Delikatess-Senf, 4 Baguettebrötchen, 100 g saure Sahne, 4 Scheiben geräucherter Lachs

Zubereitungszeit: etwa 30 Minuten

- Vier Orangen so schälen, dass keine weißen Fruchthäute mehr zurückbleiben; die Orangenfilets an den Zwischenhäuten entlang heraustrennen. Zwei Orangen auspressen.
- Die Orangenfilets und den Orangensaft mit den Haferflocken und den Rosinen verrühren und die Milch zugeben. Das Müsli kurz durchziehen lassen.
- Die Eier anstechen und in leicht kochendem Salzwasser etwa 10 Minuten kochen, abschrecken, pellen und in Scheiben schneiden.
- Den Dill waschen, hacken und mit dem Senf verrühren.
- Die Baguettebrötchen aufschneiden und mit saurer Sahne dünn bestreichen. Die Hälfte der Brötchen mit Eiern, die übrigen mit geräuchertem Lachs belegen und mit etwas Dill-Senf bestreichen.

Zwischendurch: Gelber Gaumenkitzel

1 Portion enthält:
143 Kilokalorien
0 g Fett

Zutaten für 4 Portionen:
2 Bananen, 400 ml Birnensaft, 200 ml Grapefruitsaft, 200 ml Orangensaft

Zubereitungszeit: etwa 5 Minuten

- Die Bananen schälen und mit dem Birnen-, Grapefruit- und Orangensaft pürieren.

Mittags: Schellfisch mit Traubensauce

1 Portion enthält:
413 Kilokalorien
4 g Fett

Zutaten für 4 Portionen:
800 g Schellfischfilets, 150 ml Weißweinessig, Jodsalz, 200 ml Traubensaft, 8 kleine Möhren, 1 Zwiebel, 2 Gewürznelken, 300 g kernlose, helle Weintrauben, 100 g Basmatireis, 2 EL Crème fraîche, Pfeffer

Zutaten für Fett-Plus-Variante:
100 g Mandelbättchen, 1 EL Haselnussöl

Zubereitungszeit: etwa 45 Minuten

- Die Fischfilets mit Essig übergießen, salzen und 15 Minuten marinieren. Ein Liter Wasser mit dem Traubensaft aufkochen.
- Die Möhren und Zwiebel schälen, mit den Gewürznelken in den Traubensaft-Sud geben und salzen. Die Weintrauben waschen, abtrocknen, von den Stängeln zupfen und halbieren. Die Schellfischfilets mit dem Essig und den Traubenhälften in den Sud geben und bei geringer Hitze in etwa 10 Minuten gar ziehen lassen. Der Sud darf nur sanft kochen.
- Inzwischen den Basmatireis in 200 Milliliter kochendes Salzwasser geben und bei geringer Hitze zugedeckt in etwa 15 Minuten ausquellen lassen. Gelegentlich umrühren.
- Die Crème fraîche mit 100 Milliliter heißem Sud zu einer Sauce verrühren, mit Salz und Pfeffer würzen.
- Die Fischfilets mit den Weintrauben und der Sauce anrichten. Dazu den Basmatireis und die gegarten Möhren servieren.

Fett-Plus-Variante:

- Die Mandelblättchen im heißen Öl kurz rösten und je zur Hälfte über den Fisch sowie unter den Reis geben.

Dessert: Karamelisierte Äpfel

1 Portion enthält:
151 Kilokalorien
1 g Fett

Zutaten für 4 Portionen:
1 Zitrone, 4 süße Äpfel, 2 EL Zucker, 4 EL kernige Haferflocken, 100 ml Orangensaft, Zimt

Zubereitungszeit: etwa 25 Minuten

- Die Zitrone auspressen. Die Äpfel schälen, halbieren, vom Kerngehäuse befreien und in sehr dünne Scheiben schneiden. Mit dem Zitronensaft beträufeln.
- Den Zucker in einem großen Topf schmelzen lassen. Er darf nicht braun werden. Die Haferflocken zugeben und mit dem flüssigen Zucker überziehen. Den Orangensaft zugeben und bei mittlerer Hitze kurz einkochen lassen.
- Die Apfelscheiben hineingeben, kurz erhitzen, mit Zimt würzen und warm servieren.

Zwischendurch: Beerentörtchen

1 Portion enthält:
219 Kilokalorien
2 g Fett

Zutaten für 4 Portionen:
10 Blatt weiße Gelatine, 400 g gemischte Beeren (frisch oder tiefgekühlt), Zucker, 400 ml Apfelsaft, 8 Tortelettförmchen

Zubereitungszeit: etwa 15 Minuten plus 3 Stunden Kühlzeit

- Die Gelatine in kaltem Wasser 10 Minuten quellen lassen.
- Die frischen Beeren waschen, putzen, eventuell kleinschneiden. Sehr saure Beeren eventuell zuckern. Oder tiefgekühlte Beeren in einem Topf bei geringster Hitze auftauen lassen. Den Apfelsaft erwärmen.
- Die Gelatine ausdrücken und im heißen Apfelsaft auflösen. Die Beeren mit in den Apfelsaft geben und die Masse abkühlen lassen, bis sie geliert. Die Beerenmasse auf die Torteletts verteilen und im Kühlschrank vollständig fest werden lassen.

Abends: Birnen-Radicchio-Salat

1 Portion enthält:
197 Kilokalorien
6 g Fett

Zutaten für 4 Portionen:
2 EL Walnussöl, 2 EL Gemüsebrühe, 2 EL Sherryessig, 1 TL süßer Senf, 1 kleiner Radicchio, 3 Birnen, 100 g Mungobohnenkeimlinge, Jodsalz, Pfeffer, 4 Scheiben dunkles Vollkornbrot

Zutat für Fett-Plus-Variante:
100 g Blauschimmelkäse

Zubereitungszeit: etwa 15 Minuten

- Das Walnussöl mit der Gemüsebrühe, dem Sherryessig und dem süßen Senf verrühren.
- Den Radicchio waschen, putzen und in mundgerechte Stücke teilen. Die Birnen schälen, halbieren, vom Kerngehäuse befreien und in Würfel schneiden. Die Mungobohnenkeimlinge waschen.
- Die Birnen mit Radicchio, Keimlingen und der Sauce vermengen. Mit Salz und Pfeffer abschmecken. Salat mit Vollkornbrot servieren.

Fett-Plus-Variante:
- Blauschimmelkäse krümelig schneiden und zum Salat geben.

Das empfehle ich Ihnen

Sie können jede Essig-Öl-Salatsauce mit einer Brühe »entfetten«. Dazu einfach die Ölmenge halbieren und durch eine passende Brühe ersetzen. Wichtig: Verwenden Sie ein sehr aromareiches Öl, damit Sie auch bei der halben Ölmenge noch den vollen Geschmack haben. Für die Brühe finden Sie im Handel gute Fertigprodukte im Glas.

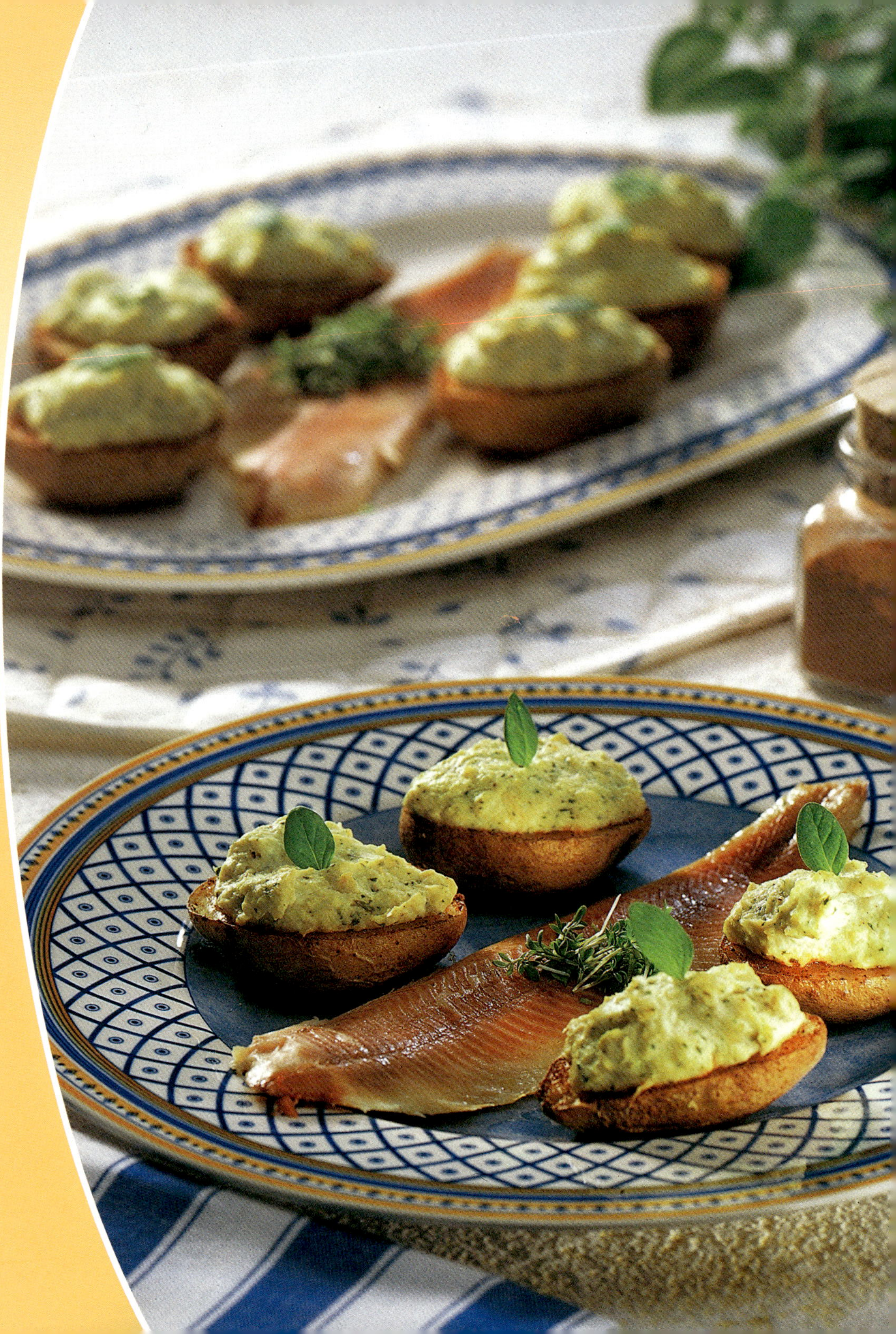

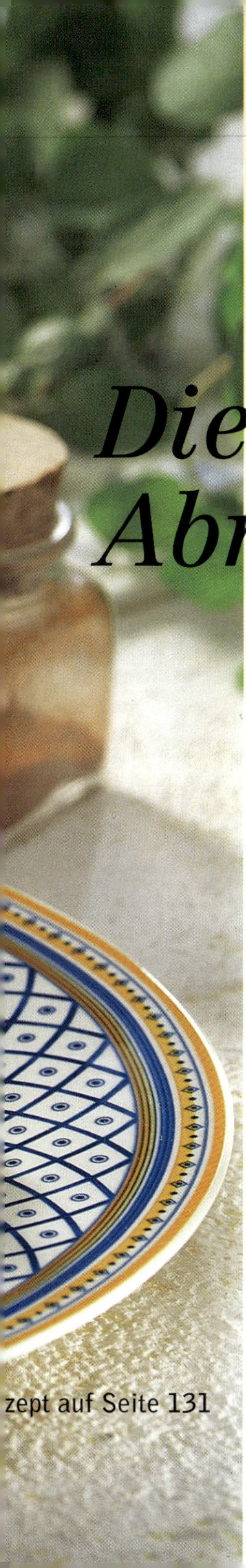

zept auf Seite 131

Die vierte Abnehmwoche

Auf in den Endspurt! In dieser Woche werden Sie wiederum neue Rezepte mit vielen kleinen, aber wertvollen Tipps kennen lernen. Freuen Sie sich drauf. Und wenn Sie weitermachen wollen, dann lassen Sie sich von den zahlreichen Rezepten plus Variationen zu eigenen Ideen inspirieren.

22. Tag

Frühstück: Pikante Kiwi-Schinken-Brote

1 Portion enthält:
340 Kilokalorien
8 g Fett

Zutaten für 4 Portionen:
8 Scheiben Vollkornbrot, 8 TL Schmand, 16 dünne Scheiben geräucherter Schinken, 8 Kiwis, Pfeffer

Zubereitungszeit: etwa 10 Minuten

- Die Vollkornbrote mit Schmand bestreichen. Den Fettrand des Schinkens abschneiden, die Hälfte der Schinkenscheiben auf die Brote legen.
- Die Kiwis schälen und in Scheiben schneiden. Die Hälfte auf die Schinkenscheiben legen, mit dem restlichen Schinken abdecken und den übrigen Kiwischeiben belegen. Mit Pfeffer würzen.

Das empfehle ich Ihnen

Wer in den Tag lieber mit einem süßen Frühstück startet, verzichtet bei diesem Rezept auf Schinken und Peffer. Einfach alle Kiwischeiben auf das Brot legen, mit etwas Zimt oder Kakao würzen und das Brot mit einer dünnen Scheibe Knäckebrot abdecken.

Zwischendurch: Energydrink

1 Portion enthält:
58 Kilokalorien
1 g Fett

Zutaten für 4 Portionen:
2 rote Paprikaschoten, 200 ml Möhrensaft, 400 ml Apfelsaft, Tabasco, Pfeffer

Zubereitungszeit: etwa 10 Minuten

- Die Paprikaschoten waschen, halbieren, von Kernen und weißen Trennhäuten befreien und mit dem Möhrensaft und dem Apfelsaft pürieren. Mit Tabasco und Pfeffer abschmecken.

Mittags: Sellerie-Kartoffeln mit Räucherforelle

1 Portion enthält:
363 Kilokalorien
9 g Fett

Zutaten für 4 Portionen:
8 große Kartoffeln, 2 EL Rapsöl, Jodsalz, Pfeffer, Paprikapulver, 1 Sellerieknolle (500 g), 2 Kästchen Kresse, 4 EL Magermilchjoghurt, 1 TL mittelscharfer Senf, 4 geräucherte Forellen
Außerdem: Fett für die Form

Zutat für Fett-Plus-Variante:
100 g Emmentaler Käse (45 % Fett i. Tr.)

Zubereitungszeit: etwa 15 Minuten plus 50 Minuten Backzeit

- Den Backofen auf 200 °C vorheizen. Das Backblech einfetten.
- Die Kartoffeln gründlich waschen, längs halbieren, die Schnittstellen mit einem Esslöffel Öl einreiben, salzen, pfeffern und mit etwas Paprikapulver bestreuen. Kartoffeln mit der Schnittfläche nach oben auf dem gefetteten Backblech im vorgeheizten Backofen (Umluft 180 °C) etwa 50 Minuten backen.
- In der Zwischenzeit den Sellerie schälen, in kleine Würfel schneiden und in einem Esslöffel heißem Öl etwa 10 Minuten dünsten.
- Die Kresse waschen, Blättchen abschneiden, mit dem gedünsteten Sellerie und dem Joghurt pürieren. Mit Senf, Salz und Pfeffer würzen. In den letzten 20 Minuten Backzeit über die Kartoffeln geben.
- Die geräucherten Forellen in den letzten 5 Minuten Backzeit auf einem Rost mit in den Backofen geben und erhitzen. Die Sellerie-Kartoffeln mit den Räucherforellen servieren.

Fett-Plus-Variante:
- Den Käse grob raspeln, über die Kartoffeln geben und kurz im Grill überbacken.

Das empfehle ich Ihnen

Die Kartoffeln für dieses Rezept sollten festkochend sein, dann zerfallen sie nicht. Die Sellerie-Kartoffeln bieten sich auch als ideales, weil fettarmes Finger-Food für das nächste kalte Buffet an.

Dessert: Kirschgrütze mit Melonenkugeln

1 Portion enthält:
163 Kilokalorien
0 g Fett

Zutaten für 4 Portionen:
150 g Sauerkirschen (frisch oder aus dem Glas), 1 unbehandelte Zitrone, 2 Orangen, 50 g Zucker, 1 Galia-Melone, Zimt, Nelkenpulver, 2 gestrichene EL Speisestärke

Zubereitungszeit: etwa 20 Minuten plus 30 Minuten Abkühlzeit

- Kirschen waschen und entsteinen oder Kirschen aus dem Glas abtropfen lassen. Zitrone heiß abwaschen, abtrocknen, die Schale sehr fein abreiben. Die Zitrone und die Orangen auspressen.
- Die Kirschen mit dem Zucker, der Zitronenschale und den Säften in 250 Milliliter Wasser etwa 5 Minuten kochen lassen.
- Die Melone halbieren, von den Kernen befreien und das Fruchtfleisch mit einem Kugelausstecher herauslösen. Die Melonenkugeln zur Suppe geben. Die Suppe mit Zimt und Nelkenpulver würzen.
- Die Speisestärke mit etwas kaltem Wasser anrühren, unter die Suppe geben und kurz aufkochen und lauwarm oder kalt servieren.

Das empfehle ich Ihnen

So wird aus der Grütze eine Fruchtsuppe: Zutaten verdoppeln bis auf die Stärke und die Hälfte der Melonen als Püree in die Suppe geben.

Zwischendurch: Reiswaffeln mit Kressequark

1 Portion enthält:
116 Kilokalorien
1 g Fett

Zutaten für 4 Portionen:
1 Packung Kresse, 150 g Magerquark, 8 Reiswaffeln, Jodsalz, Pfeffer, 800 ml Gemüsesaft

Zubereitungszeit: etwa 10 Minuten

- Kresse waschen, Blättchen abschneiden und mit dem Quark verrühren. Quark auf die Waffeln streichen, salzen und pfeffern.
- Gemüsesaft zu den Reiswaffeln trinken.

Abends: Gemüse-Krabben-Brot

1 Portion enthält:
124 Kilokalorien
4 g Fett

Zutaten für 4 Portionen:
1 Gemüsezwiebel, 1 Möhre, 1 Zucchino, 1 kleiner Brokkoli (300 g), 400 ml Gemüsebrühe, 2 große Tomaten, 4 große Scheiben Vollkornbrot, 4 Estragonzweige, 150 g Krabben, Jodsalz, Pfeffer, 30 g Parmesan

Zutat für Fett-Plus-Variante:
50 g entsteinte Oliven

Zubereitungszeit: etwa 20 Minuten

- Die Zwiebel schälen und in kleine Würfel schneiden. Die Möhre putzen und schälen, den Zucchino putzen und waschen, den Brokkoli waschen und die Röschen von den Stielen abschneiden. Die Röschen mit dem übrigen Gemüse in kleine Stücke schneiden und in der Gemüsebrühe etwa 20 Minuten bei geringer Hitze garen.
- Die Tomaten waschen, putzen und in Scheiben schneiden. Die Brotscheiben damit belegen. Die Estragonblätter waschen, trockenschwenken und auf die Tomaten legen.
- Die Krabben kurz ins heiße Gemüse geben, das Gemüse mit den Krabben auf einem Sieb abtropfen lassen und auf die Brote verteilen. Mit Salz und Pfeffer würzen. Den Parmesan grob reiben und die Brote damit bestreuen.

Fett-Plus-Variante:

- Die Oliven in Scheiben schneiden und auf die Brote geben.

23. Tag

Frühstück: Fast-Food am Morgen

1 Portion enthält:
431 Kilokalorien
6 g Fett

Zutaten für 4 Portionen:
250 g Müslimischung, 200 ml Birnensaft, 200 g Magermilchjoghurt, 800 ml Orangensaft

Zubereitungszeit: etwa 5 Minuten

- Die Müslimischung mit dem Birnensaft und dem Joghurt verrühren.
- Den Orangensaft zum Müsli trinken.

Zwischendurch: Thunfisch-Brötchen

1 Portion enthält:
246 Kilokalorien
6 g Fett

Zutaten für 4 Portionen:
400 g Zucchini, 1 Dose Thunfisch ohne Öl (200 g), 1 TL Kapern, Jodsalz, Pfeffer, Paprikapulver, Muskat, 4 Vollkornbrötchen

Zubereitungszeit: etwa 15 Minuten

- Die Zucchini waschen, putzen und in große Stücke schneiden. Den Thunfisch mit einer Gabel zerpflücken und mit Zucchini und Kapern pürieren. Mit Salz, Pfeffer, Paprikapulver und Muskat würzen.
- Die Brötchen aufschneiden. Die Thunfischmasse dick auf die unteren Brötchenhälften streichen und mit der oberen Hälfte abdecken.

Das empfehle ich Ihnen

Achten Sie beim Kauf des Dosen-Thunfisches auf den Fettgehalt. Manche Hersteller bieten Thunfischkonserven an mit weniger als 1 Gramm Fett pro 100 Gramm. Da lohnt sich der Blick aufs Etikett. Und auf noch etwas sollte jeder beim Thunfischeinkauf Wert legen: Bestimmte Firmen geben auf ihren Produkten die Garantie, dass sie den Fisch delphinfreundlich fangen.

Mittags: Reispfanne

1 Portion enthält:
256 Kilokalorien
7 g Fett

Zutaten für 4 Portionen:
2 Zucchini, 1 Bund Frühlingszwiebeln, 3 Möhren, 150 g Vollkornreis, 2 EL Olivenöl, 50 g Sardellen, 300 ml Gemüsebrühe, 150 g Champignons, 1 große rote Paprikaschote, Jodsalz, Pfeffer, Curry

Zutat für Fett-Plus-Variante:
100 g Artischockenherzen, in Öl eingelegt

Zubereitungszeit: etwa 45 Minuten

- Die Zucchini, Frühlingszwiebeln und Möhren putzen. Von den Frühlingszwiebeln weiße und hellgrüne Teile kleinschneiden. Möhren schälen und kleinschneiden, Zucchini ebenfalls kleinschneiden.
- Den Reis in heißem Öl kurz dünsten. Die kleingeschnittenen Frühlingszwiebeln, Möhren und Zucchini zugedeckt etwa 5 Minuten mitdünsten.
- Die Sardellen in Stücke schneiden, mit der Gemüsebrühe zugeben und etwa 20 Minuten bei geringer Hitze ziehen lassen.
- Die Champignons mit Küchenpapier abreiben und in Scheiben schneiden. Die Paprikaschote waschen, halbieren, von Kernen und weißen Trennhäuten befreien und in Würfel schneiden. Mit den Champignons 10 Minuten vor Ende der Garzeit zum Reis geben, mit Salz, Pfeffer und Curry abschmecken.

Fett-Plus-Variante:
- Die Artischockenherzen unter die Reispfanne geben.

Dessert: Joghurt-Beeren-Cooler

1 Portion enthält:
106 Kilokalorien
2 g Fett

Zutaten für 4 Portionen:
300 g tiefgekühlte Beeren, 500 g fettarmer Joghurt, 2 EL Waldhonig

Zubereitungszeit: etwa 20 Minuten

- Die Beeren in einem Topf bei geringster Hitze antauen lassen und mit dem Joghurt und dem Honig pürieren.

Zwischendurch: Bananenmilch

1 Portion enthält:
206 Kilokalorien
0 g Fett

Zutaten für 4 Portionen:
4 Bananen, 1 l Magermilch, 2 Päckchen Vanillezucker

Zubereitungszeit: etwa 2 Minuten

- Die Bananen schälen, mit Milch und Vanillezucker pürieren.

Abends: Tomaten-Bohnen-Salat

1 Portion enthält:
235 Kilokalorien
5 g Fett

Zutaten für 4 Portionen:
1 Gemüsezwiebel, 200 g Cocktailtomaten, 400 g Kidney-Bohnen (Dose), 1 Bund Basilikum, 3 TL Olivenöl, 2 EL Aceto Balsamico, 2 EL flüssige Gemüsebrühe, Jodsalz, Pfeffer, 4 Scheiben Vollkornbrot

Zutat für Fett-Plus-Variante:
4 Eier

Zubereitungszeit: etwa 15 Minuten plus 15 Minuten zum Durchziehen

- Die Zwiebel schälen und in kleine Würfel schneiden. Die Tomaten waschen, putzen und in Scheiben schneiden. Die Bohnen waschen und abtropfen lassen.
- Das Basilikum waschen, trockenschwenken und kleinschneiden. Mit Olivenöl, Aceto Balsamico und Gemüsebrühe verrühren und mit Zwiebelwürfeln, Tomatenscheiben und Bohnen vermengen.
- Den Tomaten-Bohnen-Salat mit Salz und Pfeffer würzen und 15 Minuten ziehen lassen. Dazu Vollkornbrot servieren.

Fett-Plus-Variante:
- Die Eier etwa 10 Minuten kochen, pellen, in Scheiben schneiden und zum Salat geben.

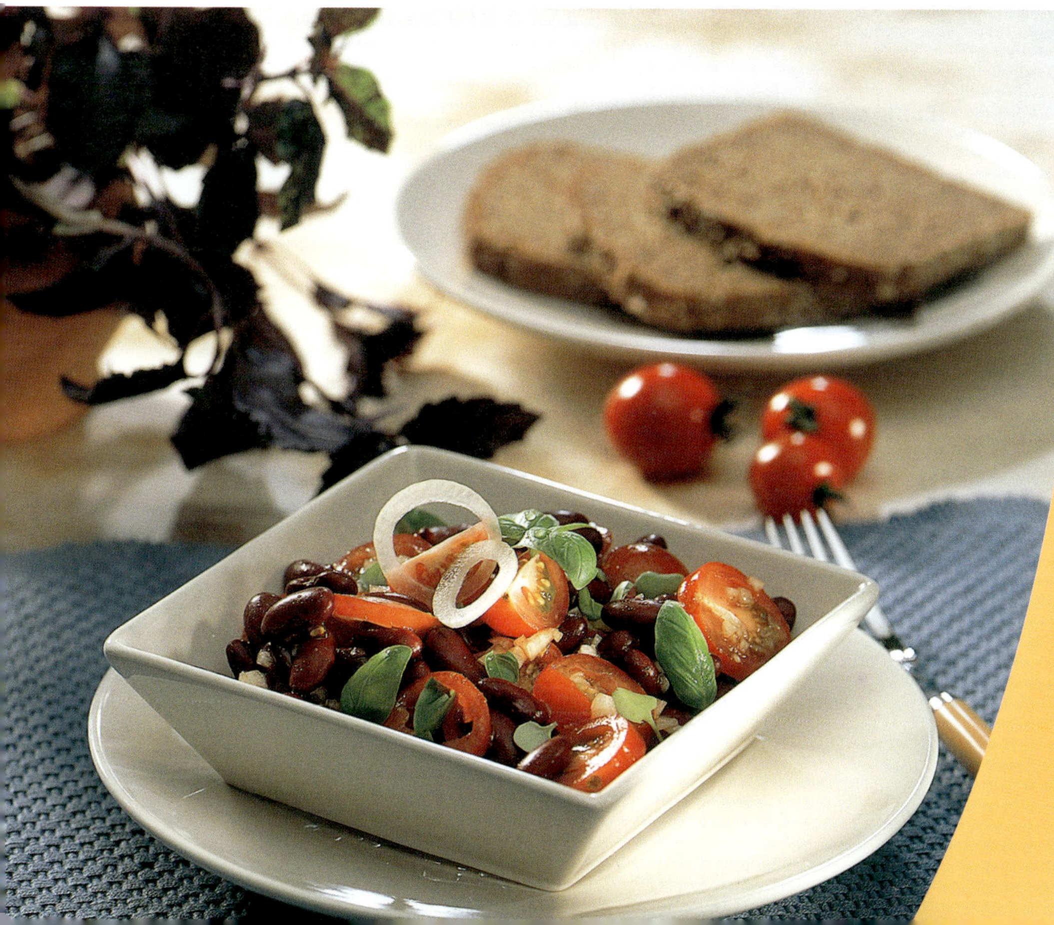

24. Tag

Frühstück: Brötchen mit Birnen-Vanille-Creme

1 Portion enthält:
343 Kilokalorien
6 g Fett

Zutaten für 4 Portionen:
6 weiche Birnen, 1/2 TL Zitronensaft,
2 Vanilleschoten, 8 Brötchen, 75 g Schmand

Zubereitungszeit: etwa 15 Minuten

- Die Birnen schälen, halbieren, vom Kerngehäuse befreien und mit einer Gabel zerdrücken. Den Zitronensaft zugeben.
- Die Vanilleschoten längs aufschneiden und das Mark mit einem spitzen Messer herauskratzen, zum Birnenpüree geben.
- Die Brötchen aufschneiden, mit dem Schmand dünn bestreichen und mit der Birnen-Vanille-Creme belegen.

Zwischendurch: Banane

Mittags: Chinakohlauflauf

1 Portion enthält:
375 Kilokalorien
10 g Fett

Zutaten für 4 Portionen:
400 g Putenbrust, 1 EL Rapsöl, 3 Zwiebeln, 1 Knoblauchzehe, 1 kleine Zitrone, Jodsalz, Pfeffer, 800 g Chinakohl, 50 g Schmand,150 g Magerquark, Muskat
Außerdem: Fett für die Form

Zutat für Fett-Plus-Variante:
50 g Emmentaler

Zubereitungszeit: etwa 35 Minuten plus 30 Minuten Backzeit

- Die Putenbrust in kleine Würfel schneiden und in heißem Öl anbraten. Die Zwiebeln und den Knoblauch schälen und hacken, zum Fleisch geben und mitdünsten.
- Die Zitrone sehr fein abreiben. Das Putenfleisch mit abgeriebener Zitronenschale, Salz und Pfeffer würzen. Den Backofen auf 200 °C vorheizen.
- Den Chinakohl waschen, putzen und in fingerdicke Streifen schneiden. Eine nicht zu große Auflaufform ausfetten, mit der Hälfte der Chinakohlstreifen auslegen, salzen und pfeffern. Das Fleisch daraufgeben, mit restlichem Chinakohl abdecken und nochmals würzen.
- Den Schmand mit dem Magerquark mischen und mit Muskat würzen, über den Auflauf geben und im vorgeheizten Backofen (Umluft 180 °C) etwa 20 Minuten backen.

Fett-Plus-Variante:

- Den Emmentaler reiben und vor dem Backen über den Auflauf geben.

Dessert: Süße Apfelbrote

1 Portion enthält:
310 Kilokalorien
2 g Fett

Zutaten für 4 Portionen:
200 g trockenes Weißbrot, 4 mittelgroße Äpfel, 3 EL Zucker, 400 ml Apfelsaft, 2 EL Rosinen, 1 TL Speisestärke

Zubereitungszeit: etwa 15 Minuten

- Das Brot toasten. Die Äpfel schälen, halbieren, vom Kerngehäuse befreien, in schmale Spalten schneiden, mit dem Zucker im Apfelsaft etwa 10 Minuten weichdünsten. Die Äpfel herausnehmen.
- Abwechselnd die noch heißen Äpfel mit den Brotscheiben auf einer Platte anrichten, dabei Rosinen zwischen die einzelnen Lagen geben.
- Die Speisestärke mit Wasser anrühren, mit dem verbleibenden Apfelsaft zu einer Sauce aufkochen und zu den Apfelbroten geben.

Zwischendurch: Pikanter Drink

1 Portion enthält:
64 Kilokalorien
0 g Fett

Zutaten für 4 Portionen:
400 ml Tomatensaft, 200 ml Apfelsaft, 200 ml Grapefruitsaft, Tabasco, Pfeffer, 1 Bund Schnittlauch

Zubereitungszeit: etwa 2 Minuten

- Die Säfte verrühren, mit wenig Tabasco und Pfeffer würzen. Den Schnittlauch waschen, hacken und unter den Drink rühren.

Abends: Bunter Kartoffelsalat

1 Portion enthält:
303 Kilokalorien
6 g Fett

Zutaten für 4 Portionen:
4 große festkochende Kartoffeln, 3 große Möhren, 1 Zwiebel, 50 g Rucola, 50 g Feldsalat, 2 EL Magermilchjoghurt, 2 EL Walnussöl, 2 EL Apfelessig, Jodsalz, Pfeffer

Zutat für Fett-Plus-Variante:
100 g Schwarzwälder Schinken

Zubereitungszeit: etwa 40 Minuten plus 15 Minuten zum Durchziehen

- Die Kartoffeln in Wasser etwa 35 Minuten garen.
- Die Möhren schälen und grob raspeln. Die Zwiebel schälen und in Ringe schneiden. Den Rucola und den Feldsalat waschen, putzen und trockenschwenken. Harte Rucolastiele abschneiden.
- Den Joghurt mit Walnussöl, Apfelessig, Salz und Pfeffer zu einer Salatsauce verrühren.
- Die noch heißen Kartoffeln schälen, mit Möhren, Rucola und Feldsalat vermengen, die Salatsauce darüber geben. Den Salat etwa 15 Minuten durchziehen lassen, bis die Kartoffeln abgekühlt sind.

Fett-Plus-Variante:
- Den Schinken kleinschneiden, über den Salat geben.

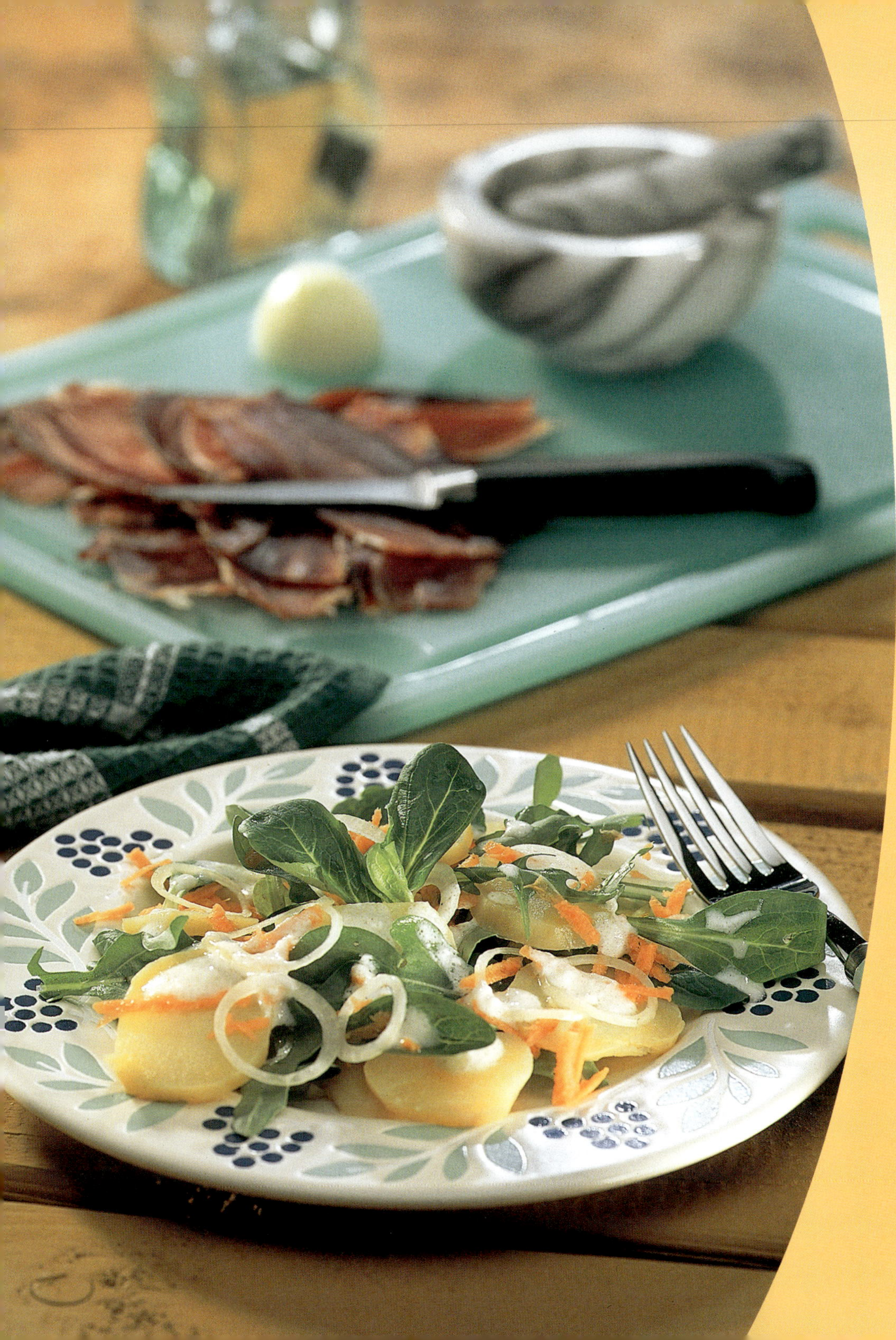

25. Tag

Frühstück: Beerenmüsli

1 Portion enthält:
277 Kilokalorien
4 g Fett

Zutaten für 4 Portionen:
400 g Beeren, frisch oder tiefgekühlt, 2 Orangen, 2 EL Honig, 200 g Müslimischung, 400 ml Magermilch

Zubereitungszeit: etwa 20 Minuten plus 15 Minuten zum Auftauen

- Die frischen Beeren waschen, putzen, größere Beeren kleinschneiden oder tiefgekühlte Beeren in einem Topf bei geringster Hitze kurz auftauen lassen.
- Die Orangen so schälen, dass keine weißen Fruchthäute mehr zurückbleiben; die Orangenfilets an den Zwischenhäuten entlang heraustrennen.
- Die Orangenfilets mit den Beeren, dem Honig, der Müslimischung und der Magermilch verrühren.

Das empfehle ich Ihnen

Bereiten Sie eine Müslimischung gleich in größeren Mengen vor, damit Sie morgens nur noch Milch oder Joghurt dazugeben müssen. Und um der Mischung mehr Geschmack zu geben, mischen Sie zum Beispiel Hirseflocken oder Bananenchips unter.

Zwischendurch: Gurken-Schinken-Snack

1 Portion enthält:
36 Kilokalorien
1 g Fett

Zutaten für 4 Portionen:
1 kleine Salatgurke, 8 kleine Scheiben Lachsschinken, Pfeffer

Zubereitungszeit: etwa 5 Minuten

- Die Gurke waschen und in Streifen schneiden. Den Schinken in Streifen schneiden, zu den Gurken geben und mit etwas Pfeffer würzen.

Mittags: Zander mit Brokkoli und Bandnudeln

1 Portion enthält:
567 Kilokalorien
12 g Fett

Zutaten für 4 Portionen:
400 g Zanderfilet, 1 unbehandelte Zitrone, Jodsalz, Pfeffer, 700 g Brokkoli, 2 EL Olivenöl, 400 g breite Bandnudeln, 4 EL Schmand, 1 Bund Dill

Zutat für Fett-Plus-Variante:
40 g Parmesan

Zubereitungszeit: etwa 40 Minuten

- Das Zanderfilet in mundgerechte Stücke schneiden. Die Zitrone heiß abwaschen, abtrocknen und zur Hälfte sehr fein abreiben. Die Zitrone auspressen, den Zitronensaft mit der Zitronenschale zum Fisch geben, mit Salz und Pfeffer würzen.
- Den Brokkoli waschen, putzen, die oberen Röschen von den Stielen schneiden. Das Olivenöl in einem großen Topf erhitzen, die Brokkoliröschen darin dünsten, mit Salz und Pfeffer würzen.
- Die Nudeln in reichlich kochendes Salzwasser geben und etwa 10 Minuten garen.
- Gegarte Nudeln gut abtropfen lassen, mit dem Schmand unter den Brokkoli geben und die Zanderfiletstücke darauf in etwa 7 Minuten bei geringer Hitze im geschlossenen Topf gar ziehen lassen.
- Den Dill waschen, trockenschwenken und hacken. Die Nudeln mit dem gehackten Dill, Salz und Pfeffer würzen.

Fett-Plus-Variante:

- Den Parmesan sehr fein reiben und vor dem Servieren über die heißen Nudeln geben.

Dessert: Brotauflauf

1 Portion enthält:
299 Kilokalorien
4 g Fett

Zutaten für 4 Portionen:
400 ml Magermilch, 6 große Scheiben Vollkornbrot, 1 unbehandelte Zitrone, 2 Äpfel, 2 Eier, Zimt, 4 EL Zucker
Außerdem: Fett und Paniermehl für die Form

Zubereitungszeit: etwa 20 Minuten plus 1 Stunde Backzeit

- Die Milch erhitzen. Vom Brot die Rinde abschneiden, die Scheiben in kleine Würfel schneiden und mit der heißen Milch übergießen.
- Die Zitrone heiß abwaschen, abtrocknen, die Hälfte abreiben und auspressen. Äpfel schälen, halbieren, vom Kerngehäuse befreien,in Spalten schneiden, in wenig Wasser mit dem Zitronensaft und der Zitronenschale aufkochen, bei geringer Hitze weich dünsten und abkühlen lassen. Den Backofen auf 200 °C vorheizen.
- Die Eier trennen. Das eingeweichte Brot mit Eigelb verkneten. Die Äpfel zugeben und mit Zimt würzen. Das Eiweiß mit dem Zucker steif schlagen und vorsichtig unter die Masse heben.
- Eine mittelgroße Auflaufform fetten und mit Paniermehl ausstreuen. Die Masse hineingeben und im vorgeheizten Backofen (Umluft 180 °C) etwa 1 Stunde backen.

Zwischendurch: Melone mit Lachsschinken

1 Portion enthält:
124 Kilokalorien
3 g Fett

Zutaten für 4 Portionen:
1 Galia-Melone oder Honigmelone, 8 Scheiben geräucherter Schinken

Zubereitungszeit: etwa 5 Minuten

- Die Melone oder Melonenhälfte achteln, das Fruchtfleisch von der Schale lösen.
- Vom Schinken den Fettrand abschneiden. Jeweils eine Scheibe Schinken um die Melone wickeln.

Abends: Sauerkrautsalat

1 Portion enthält:
156 Kilokalorien
1 g Fett

Zutaten für 4 Portionen:
200 g kernlose Weintrauben, 100 ml Apfelsaft, 250 g rohes Sauerkraut (Reformhaus), 1 Ananas, 2 Äpfel, Kardamom

Zutat für Fett-Plus-Variante:
4 EL gehackte Walnüsse

Zubereitungszeit: etwa 35 Minuten plus 15 Minuten zum Durchziehen

- Die Weintrauben waschen, abtrocknen, von den Stängeln zupfen, halbieren und in den Apfelsaft geben. Das Sauerkraut mit einer Gabel zerpflücken.
- Die Ananas vom Blattwerk befreien, längs durchschneiden, vierteln, jeweils den harten, inneren Strunkteil abschneiden. Das Fruchtfleisch von der Schale trennen und in kleine Stücke schneiden.
- Die Äpfel waschen, halbieren, vom Kerngehäuse befreien und kleinschneiden.
- Das Sauerkraut mit Ananas- und Apfelstücken, Trauben und Apfelsaft vermengen. Mit wenig Kardamom abschmecken. Den Salat etwa 15 Minuten durchziehen lassen.

Fett-Plus-Variante:
- Die gehackten Walnüsse über den Salat geben.

Das empfehle ich Ihnen

Noch aromatischer wird der Salat, wenn Sie sich die Arbeit machen, die Weintrauben zu schälen. Am besten geht es mit einem kleinen Messer und zwar, bevor Sie die Trauben halbieren. So lassen sie sich beim Schälen besser festhalten.

26. Tag

Frühstück: Gurken-Tomaten-Brötchen

1 Portion enthält:
199 Kilokalorien
5 g Fett

Zutaten für 4 Portionen:
1 Bund Schnittlauch, 1 EL Tomatenmark, 150 g saure Sahne, 4 Vollkornbrötchen, 4 große Salatblätter, 4 Tomaten, 8 kleine Gewürzgurken

Zubereitungszeit: etwa 15 Minuten

- Den Schnittlauch waschen, in feine Röllchen schneiden, mit dem Tomatenmark in die saure Sahne rühren. Die Brötchen durchschneiden, die unteren Hälften mit der sauren Sahne bestreichen.
- Die Salatblätter waschen und putzen. Die Tomaten waschen, putzen und achteln. Die Gewürzgurken in Scheiben schneiden, mit den Tomatenachteln auf die untere Brötchenhälfte geben, mit je einem Salatblatt belegen und mit der oberen Brötchenhälfte abdecken.

Zwischendurch: Apfel-Kohlrabi-Rohkost

1 Portion enthält:
71 Kilokalorien
0 g Fett

Zutaten für 4 Portionen:
4 kleine Äpfel, 1 große Kohlrabi, 1 große Zitrone

Zubereitungszeit: etwa 10 Minuten

- Die Äpfel und den Kohlrabi schälen, die Äpfel halbieren, vom Kerngehäuse befreien und mit dem Kohlrabi grob reiben. Die Zitrone auspressen und den Saft über die Apfel-Kohlrabi-Rohkost geben.

Das empfehle ich Ihnen

Wollen Sie die Rohkost mit zur Arbeit nehmen, geben Sie mit dem Zitronensaft noch 50 Milliliter Orangensaft zum Salat, damit er lange frisch bleibt.

Mittags: Pikanter Wirsingtopf mit Möhren

1 Portion enthält:
176 Kilokalorien
6 g Fett

Zutaten für 4 Portionen:
200 g Möhren, 200 g Kartoffeln, 400 ml Gemüsebrühe, 2 EL Rapsöl, 500 g Wirsing, 200 g Erbsen (tiefgekühlt), 20 g Ingwer, 1 TL Kurkuma, 1 TL Korianderpulver, Jodsalz, Pfeffer, Curry

Zutaten für Fett-Plus-Variante:
4 EL Crème fraîche, 2 EL geriebener Parmesan, 1 EL gehackte Petersilie

Zubereitungszeit: etwa 50 Minuten

- Möhren und Kartoffeln schälen, in Würfel schneiden und im heißen Öl kurz anbraten, mit der Gemüsebrühe ablöschen und zugedeckt bei mittlerer Hitze etwa 20 Minuten dünsten, gelegentlich umrühren.
- Den Wirsing halbieren, vom Strunk befreien und in Streifen schneiden. Mit den tiefgekühlten Erbsen zum Gemüse geben, zugedeckt weitere 20 Minuten dünsten.
- Ingwer schälen und kleinschneiden. Das Wirsinggemüse mit Ingwer, Kurkuma, Koriander, Salz, Pfeffer und Curry pikant würzen.

Fett-Plus-Variante:
- Die Crème fraîche mit dem Parmesan und der Petersilie vermengen. Über das Wirsinggemüse geben.

Das empfehle ich Ihnen
Wollen Sie den Wirsingtopf milder, rühren Sie noch einen Esslöffel Magermilchjoghurt unter. Joghurt nimmt die Schärfe.

Dessert: Honigmelone

Zwischendurch: Trauben-Joghurt

1 Portion enthält:
129 Kilokalorien
2 g Fett

Zutaten für 4 Portionen:
400 g kernlose Weintrauben,
500 g fettarmer Joghurt

Zubereitungszeit: etwa 5 Minuten

- Die Weintrauben waschen, abtrocknen, die Weintrauben von den Stängeln zupfen und halbieren. Unter den Joghurt rühren.

Das empfehle ich Ihnen

Nehmen Sie kernlose Weintrauben, die oft die Bezeichnung »seedless« im Namen tragen. Sie sind zwar nicht süßer, doch schmecken Weintrauben ohne die meist etwas bitteren und vor allem harten Kerne besser.

Abends: Selleriesalat mit Reis und Muscheln

1 Portion enthält:
277 Kilokalorien
11 g Fett

Zutaten für 4 Portionen:
50 g parboiled Langkornreis, 300 ml Fischbrühe oder -fond, 1 Zwiebel, 1 kleiner Staudensellerie (500 g), 1 EL Rapsöl, 400 g Muscheln (aus dem Glas), 1 Bund Dill, 2 EL Sesamöl, 4 EL Weißweinessig, Jodsalz, Pfeffer, 2 kleine Galia-Melonen, Dillzweige

Zutat für Fett-Plus-Variante:
4 EL Mandelblättchen

Zubereitungszeit: etwa 40 Minuten plus 30 Minuten zum Abkühlen

- Den Reis mit 100 Milliliter Fischbrühe aufkochen und bei geringer Hitze etwa 20 Minuten quellen lassen.

- Die Zwiebel schälen und in kleine Würfel schneiden. Den Staudensellerie waschen, putzen und in kleine Scheiben schneiden. Beides in heißem Öl etwa 10 Minuten bei mittlerer Hitze dünsten.
- Die Muscheln abtropfen lassen. Staudensellerie und Zwiebel mit 200 Milliliter Fischbrühe ablöschen. Muscheln zugeben, kurz nochmals aufkochen und den Reis zugeben. Alles abkühlen lassen.
- Den Dill waschen, trockenschwenken und fein hacken. Mit Sesamöl und Essig zum Salat geben. Mit Salz und Pfeffer abschmecken.
- Die Melonen halbieren, von den Kernen befreien und das Fruchtfleisch mit einem Kugelausstecher heraustrennen. Die Melonenkugeln unter den Salat geben.
- Die Melonen vollständig aushöhlen, den Salat in die Melonen füllen und mit einem Dillzweig servieren.

Fett-Plus-Variante:

- Die Mandelblättchen in einer Pfanne ohne Fett goldgelb rösten und über den Selleriesalat geben.

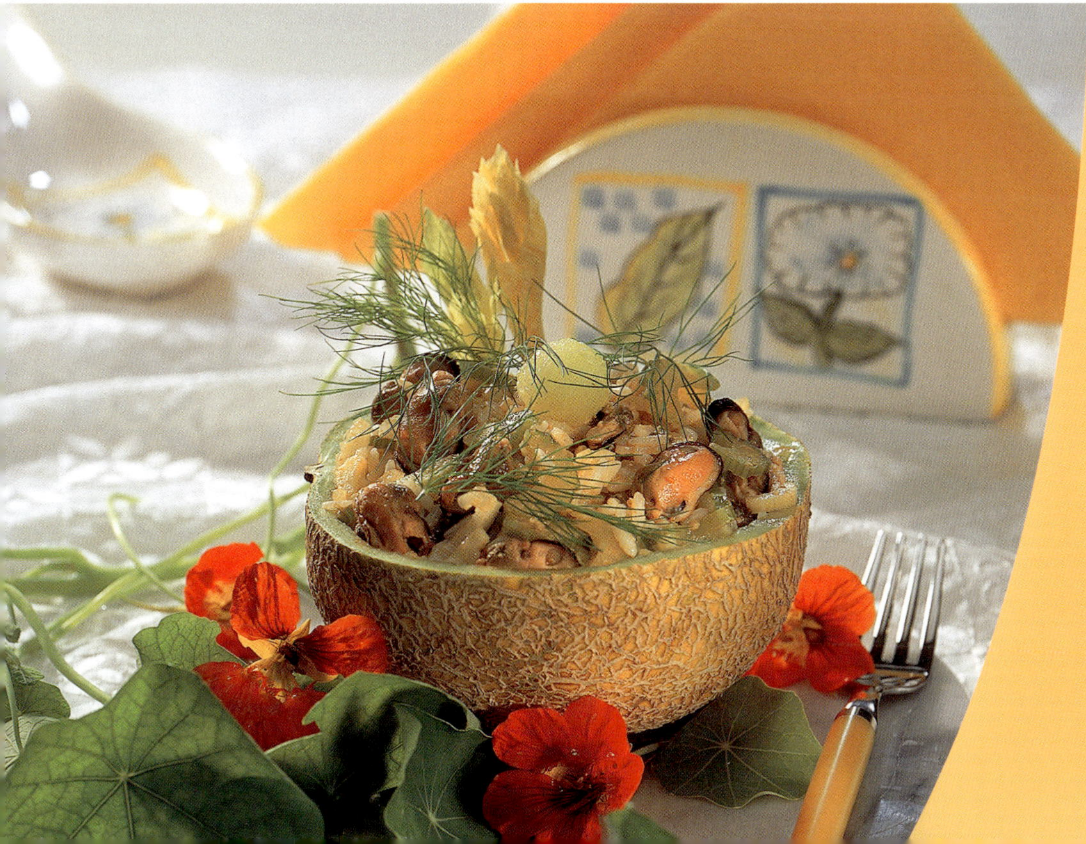

27. Tag

Frühstück: Vollkorntoast mit Orangenquark

1 Portion enthält:
249 Kilokalorien
2 g Fett

Zutaten für 4 Portionen:
8 Blutorangen, 200 g Magerquark,
2 EL Honig, 8 Scheiben Vollkorntoast

Zubereitungszeit: etwa 20 Minuten

- Die Orangen so schälen, dass keine weißen Fruchthäute mehr zurückbleiben; die Orangenfilets an den Zwischenhäuten entlang heraustrennen. Den austretenden Saft mit den Orangenfilets unter den Magerquark rühren. Mit Honig süßen.
- Die Toastbrotscheiben goldgelb toasten und mit dem Orangenquark bestreichen.

Zwischendurch: Melonen-Mix

1 Portion enthält:
102 Kilokalorien
0 g Fett

Zutaten für 4 Portionen:
1 Cantaloupe-Melone, 1 Banane,
200 ml Birnensaft, 100 ml Apfelsaft

Zubereitungszeit: etwa 10 Minuten

- Die Melone halbieren, von den Kernen befreien, und das Fruchtfleisch aus der Schale heraustrennen. Die Banane schälen.
- Das Melonen-Fruchtfleisch und die Banane mit dem Birnensaft und dem Apfelsaft sehr fein pürieren.

Das empfehle ich Ihnen

Genießen Sie beim Abnehmen öfter eine Melone. Sie beugt wegen ihres süßen Geschmacks einer Hungerattacke auf Süßigkeiten optimal vor. Aber auch ihr hoher Wassergehalt macht sie zum idealen Diät-Obst – denn mit viel Flüssigkeit scheidet der Körper leichter Abbauprodukte aus.

Mittags: Bandnudeln mit Rosenkohl

1 Portion enthält:
530 Kilokalorien
8 g Fett

Zutaten für 4 Portionen:
500 g Rosenkohl, 400 ml Brühe, 1 Bund Dill, 100 g Magermilchjoghurt, 100 g saure Sahne, Jodsalz, Pfeffer, 500 g Bandnudeln

Zutaten für Fett-Plus-Variante:
50 g Mandeln, 50 g Crème fraîche

Zubereitungszeit: etwa 35 Minuten

- Den Rosenkohl waschen, putzen, vierteln und in einem Dämpfeinsatz über der kochenden Gemüsebrühe etwa 15 Minuten dämpfen.
- Den Dill waschen, hacken, mit dem Joghurt und der sauren Sahne verrühren. Die Sauce mit Salz und Pfeffer abschmecken.
- Die Nudeln in kochendes Salzwasser geben, etwa 10 Minuten kochen, abgießen und den Rosenkohl und die Sauce unterrühren.

Fett-Plus-Variante:
- Die Mandeln fein hacken, mit Crème fraîche unter die Sauce geben.

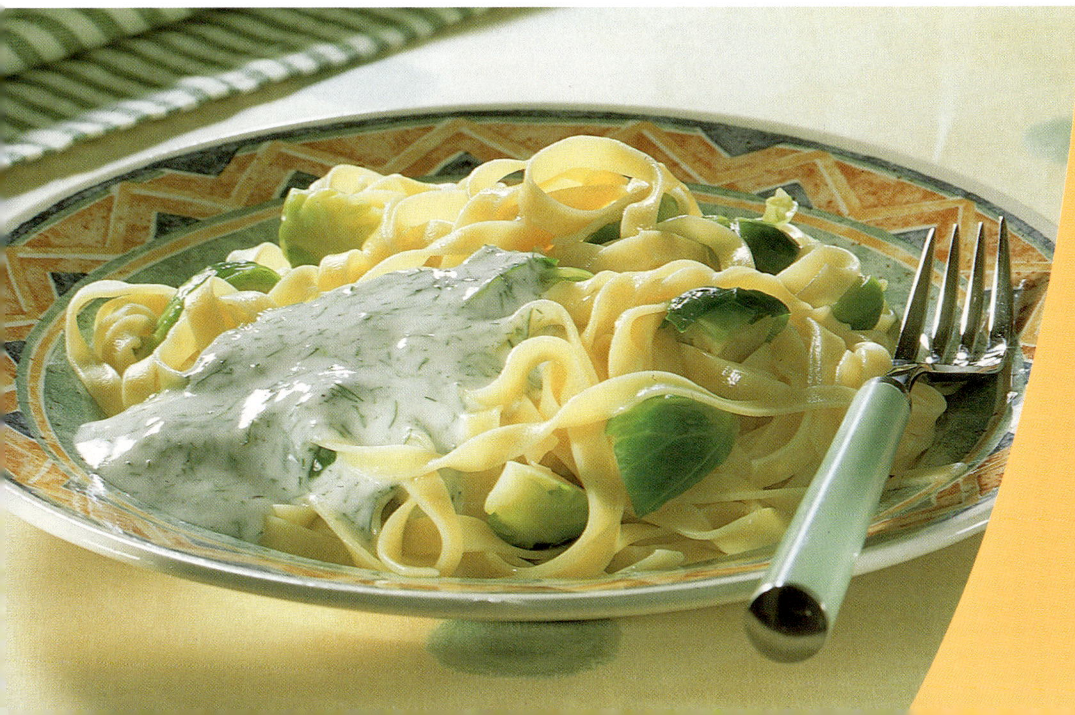

Dessert: Kefirbecher

1 Portion enthält:
208 Kilokalorien
2 g Fett

Zutaten für 4 Portionen:
400 ml Apfelsaft, 500 g fettarmer Kefir, 1 EL Honig, 100 g Cornflakes

Zubereitungszeit: etwa 3 Minuten

- Den Apfelsaft mit dem Kefir und dem Honig verrühren, die Hälfte der Cornflakes zerdrücken und unterrühren, übrige Cornflakes auf den Kefir streuen.

Zwischendurch: Sauerkraut-Schinkenröllchen

1 Portion enthält:
107 Kilokalorien
3 g Fett

Zutaten für 4 Portionen:
150 g frisches Sauerkraut,8 große Scheiben Lachsschinken, Pfeffer, $^1/_2$ Bund Schnittlauch, 800 ml Gemüsesaft

Zubereitungszeit: etwa 5 Minuten

- Das Sauerkraut mit einer Gabel zerpflücken, auf die Lachsschinken-Scheiben verteilen und pfeffern. Die Scheiben zu Röllchen drehen. Den Schnittlauch waschen und mit jeweils zwei bis drei Halmen die Röllchen zubinden.
- Den Gemüsesaft zu den Sauerkraut-Schinkenröllchen trinken.

Das empfehle ich Ihnen

Achten Sie darauf, frisches, rohes Sauerkraut zu verwenden. Sie bekommen es häufig im Reformhaus oder auch auf Wochenmärkten. Nur ungekochtes Sauerkraut enthält noch die wichtigen Milchsäurebakterien, die nicht nur den Darm aktivieren, sondern auch Krankheitskeime abwehren können.

Abends: Kartoffelsalat mit Radieschen

1 Portion enthält:
200 Kilokalorien
7 g Fett

Zutaten für 4 Portionen:
700 g festkochende Kartoffeln, 3 Zwiebeln, 2 EL Rapsöl, 200 ml Fleischbrühe, 50 ml Weißweinessig, Jodsalz, Pfeffer, 2 Bund Radieschen, 1 Bund Schnittlauch

Zutat für Fett-Plus-Variante:
50 g geräucherter Speck

Zubereitungszeit: etwa 45 Minuten

- Die Kartoffeln waschen und in der Schale etwa 35 Minuten garen.
- Die Zwiebeln schälen, hacken und im heißen Öl glasig dünsten. Mit der Fleischbrühe und dem Weißweinessig ablöschen.
- Die gegarten Kartoffeln schälen und abkühlen lassen, dann in Scheiben schneiden und unter die noch warmen Zwiebeln geben. Mit Salz und Pfeffer abschmecken.
- Die Radieschen waschen, putzen und in schmale Scheiben schneiden. Den Schnittlauch waschen, putzen und grob hacken. Radieschenscheiben und Schnittlauchröllchen über den Kartoffelsalat streuen.

Fett-Plus-Variante:
- Den Speck in Würfel schneiden, in einer beschichteten Pfanne ohne Fett auslassen und über den Kartoffelsalat geben.

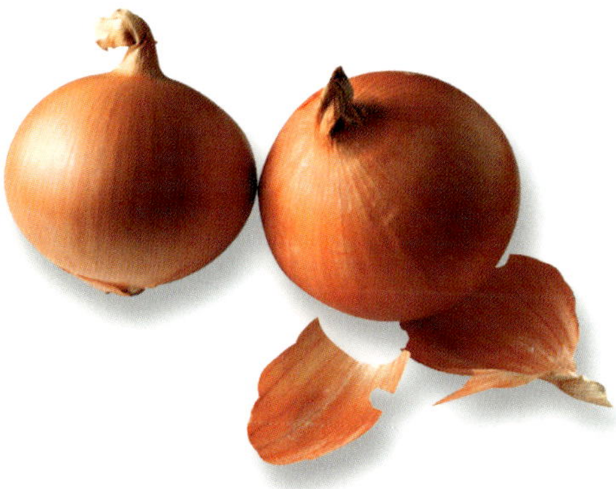

28. Tag

Frühstück: Puten-Paprika-Brötchen

1 Portion enthält:
265 Kilokalorien
2 g Fett

Zutaten für 4 Portionen:
4 Vollkornbrötchen, 4 EL Tomatenmark, 1 kleiner Radicchio, 1 große rote Paprikaschote, 1 großer Apfel, 4 kleine Scheiben Putenschinken

Zubereitungszeit: etwa 20 Minuten

- Die Vollkornbrötchen aufschneiden und mit Tomatenmark dünn bestreichen.
- Den Radicchio waschen, putzen, trockenschwenken und die größten Blätter auf den Brötchenhälften verteilen. Restliche Blätter kleinschneiden.
- Die Paprikaschote waschen, halbieren, von Kernen und weißen Trennhäuten befreien und in Streifen schneiden. Den Apfel waschen, halbieren, vom Kerngehäuse befreien und in Stifte schneiden.
- Untere Brötchenhälften mit Radicchioblättern, je einer Scheibe Putenschinken, den Paprikastreifen, kleingeschnittenen Radicchioblättern und Apfelstiften belegen. Brötchenhälften zusammenklappen.

Zwischendurch: Mango-Ananas-Kefir

1 Portion enthält:
187 Kilokalorien
2 g Fett

Zutaten für 4 Portionen:
1 große Mango, 400 ml Ananassaft, 500 g fettarmer Kefir

Zubereitungszeit: etwa 5 Minuten

- Die Mango schälen und rechts und links vom Stein durchtrennen. Das Fruchtfleisch der Mango mit dem Ananassaft und dem Kefir fein pürieren.

Mittags: Schweinefilet mit Paprikagemüse und Spinat

1 Portion enthält:
406 Kilokalorien
16 g Fett

Zutaten für 4 Portionen:
100 g Vollkornreis, Jodsalz, je 1 grüne, gelbe und rote Paprikaschote, 1 Zwiebel, 5 EL Olivenöl, 4 EL Tomatenmark, 250 ml Gemüsebrühe, Basilikum, edelsüßes Paprikapulver, getrockneter Oregano,und Thymian,400 g Schweinefilet, Pfeffer, 2 Knoblauchzehen, 1 kg Blattspinat, Muskat

Zutat für Fett-Plus-Variante:
3 EL Crème fraîche

Zubereitungszeit: etwa 40 Minuten

- Den Reis mit 250 Milliliter Salzwasser aufkochen und im geschlossenen Topf bei geringer Hitze etwa 40 Minuten quellen lassen.
- Die Paprikaschoten putzen, von Kernen und weißen Trennhäuten befreien, waschen und kleinschneiden. Die Zwiebel schälen, kleinschneiden und in einem Esslöffel heißem Öl dünsten, Paprika zugeben. Tomatenmark mit Brühe verrühren, unter das Paprikagemüse geben, bei mittlerer Hitze in etwa 5 Minuten leicht einkochen. Das Basilikum waschen und kleinschneiden. Paprikagemüse mit Paprikapulver, Salz, Basilikum, Oregano und Thymian würzen.
- Das Schweinefilet salzen, pfeffern und in zwei Esslöffeln heißem Öl etwa 10 Minuten rundherum anbraten.
- Den Knoblauch schälen, in kleine Würfel schneiden und in zwei Esslöffeln heißem Öl glasig dünsten. Den Blattspinat gründlich waschen, putzen und zum Knoblauch geben. In etwa 5 Minuten zusammenfallen lassen. Mit Salz, Pfeffer und Muskat abschmecken.
- Das Fleisch in Scheiben schneiden, mit dem Reis, dem Spinat und dem bunten Paprikagemüse anrichten.

Fett-Plus-Variante:
- Die Crème fraîche unter das Paprikagemüse rühren.

Dessert: Safran-Joghurt-Creme

1 Portion enthält:
140 Kilokalorien
2 g Fett

Zutaten für 4 Portionen:
150 g Himbeeren (frisch oder tiefgekühlt), 600 g Magermilchjoghurt, 3 TL Zucker, $^1/_2$ Tüte Safran, 1 Galla-Melone, 4 Minzezweige, 1 EL gehackte Pistazien

Zubereitungszeit: etwa 20 Minuten plus 15 Minuten zum Auftauen

- Frische Himbeeren putzen, waschen und abtrocknen oder tiefgekühlte Himbeeren in einem Topf bei geringster Hitze auftauen lassen.
- Den Joghurt mit Zucker und Safran verrühren.
- Die Melone halbieren, von den Kernen befreien. Eine Hälfte in Streifen schneiden, zweite Hälfte mit einem Kugelausstecher aushöhlen.
- Die Minzezweige waschen und trockenschwenken. Melonenkugeln und -streifen mit Himbeeren und Safran-Joghurt anrichten, mit Minze und gehackten Pistazien servieren.

Zwischendurch: Gefüllte Birnen

1 Portion enthält:
115 Kilokalorien
0 g Fett

Zutaten für 4 Portionen:
4 Birnen, 1 Zimtstange, 2 Gewürznelken, 1 Eiweiß, 1 TL Zucker, 4 EL Waldbeerenkonfitüre

Zubereitungszeit: etwa 20 Minuten

- Die Birnen schälen, halbieren und das Kerngehäuse herausschneiden. Die Birnenhälften in wenig Wasser mit Zimt und Nelken in etwa 15 Minuten bei mittlerer Hitze weich dünsten, dann abtropfen lassen.
- Das Eiweiß mit dem Zucker steif schlagen, die Waldbeerenkonfitüre unter den Eischnee rühren und auf die Birnenhälften geben.

Abends: Rote-Bete-Salat

1 Portion enthält:
217 Kilokalorien
6 g Fett

Zutaten für 4 Portionen:
1 Zitrone, 1 Bund Schnittlauch, 1 EL mittelscharfer Senf, 2 EL Walnussöl, 1 Bund Frühlingszwiebeln, 5 Radieschen, 2 Äpfel, 500 g Rote Bete (aus dem Glas), gemahlener Kümmel, Jodsalz, Pfeffer,
4 Scheiben Vollkornbrot

Zutat für Fett-Plus-Variante:
50 g Walnüsse

Zubereitungszeit: etwa 25 Minuten

- Die Zitrone auspressen. Den Schnittlauch waschen und hacken, mit Zitronensaft, Senf und Walnussöl zu einer Sauce verrühren.
- Die Frühlingszwiebeln waschen, putzen und die weißen und hellgrünen Teile kleinschneiden. Die Radieschen waschen, putzen und kleinschneiden.
- Die Äpfel schälen, halbieren, vom Kerngehäuse befreien und mit der Roten Bete in feine Stifte schneiden. Mit den Frühlingszwiebeln und Radieschen vermengen, die Sauce unterrühren, mit Kümmel, Salz und Pfeffer abschmecken. Den Salat mit Vollkornbrot servieren.

Fett-Plus-Variante:
- Die Walnüsse grob hacken und über den Salat geben.

Das empfehle ich Ihnen

Sie können diesen Salat auch mit frischer Roter Bete zubereiten: Dazu die möglichst jungen Knollen schälen und fein raspeln. So ersparen Sie sich das langwierige Kochen und verhindern gleichzeitig den Verlust von vielen Vitaminen und Mineralstoffen, die beim Kochen zum Teil zerstört werden.

Rezeptregister

REZEPTREGISTER

Das Buch im Internet

Mehr Informationen zu diesem Buch finden Sie unter www.droemer-weltbild.de in der Rubrik „Fit und erfolgreich".Besuchen Sie auch die Website der DGE: www.dge.de

Die Autoren

Franziska Schenk ist ehemalige Leistungssportlerin in der Disziplin Eisschnelllauf. Für das Fernsehen moderiert sie aktuelle Sportereignisse.
Friedrich Bohlmann ist Ernährungswissenschaftler, Ernährungsberater und Fachjournalist.

Wichtiger Hinweis

Die im Buch veröffentlichten Ratschläge wurden mit größter Sorgfalt von Verfassern und Verlag erarbeitet und geprüft. Eine Garantie kann jedoch nicht übernommen werden. Ebenso ist eine Haftung der Verfasser bzw. des Verlages und seiner Beauftragten für Personen-, Sach- oder Vermögensschäden ausgeschlossen.

Bildnachweis

Umschlagfoto und Fotos: Robertino Nikolic, Mainz
Rezeptfotos: Journal für die Frau S. 91, 116; alle übrigen Gerhard Poggenpohl, Sigmarszell

Impressum

Die Deutsche Bibliothek – CIP-Einheitsaufnahme
Ein Titeldatensatz für diese Publikation ist bei Der Deutschen Bibliothek erhältlich.

Midena Verlag, München

Umschlagkonzeption: H3A GmbH, München
Gesamtlayout: N 2 – Büro für visuelle Kommunikation, München
Satz: satz-studio GmbH, Bäumenheim
Printed in Italy

ISBN 3-310-00724-3

IMPRESSUM